süd**west**

Marion Grillparzer

Fit & schlank mit dem MINI-TRAMPOLIN

Für eine schöne Figur, mehr Gesundheit und gute Laune

INHALT

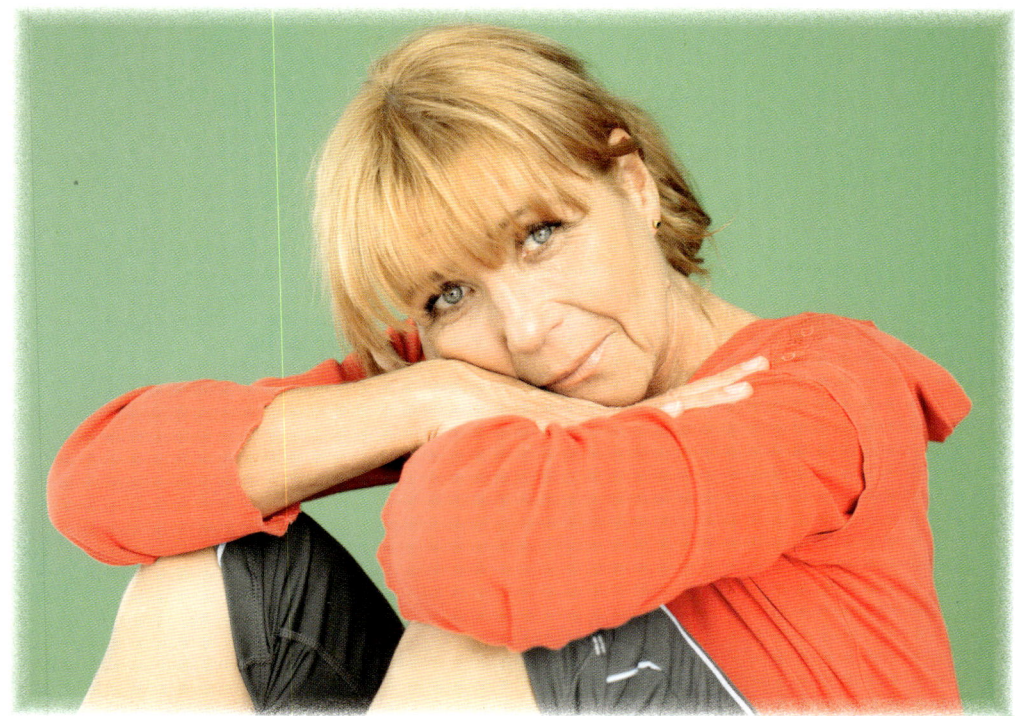

DIE AUTORIN

Marion Grillparzer ist Ökotrophologin, Westernreiterin, Läuferin – sie macht Yoga und ist ein Trampolin-Fan. Sie arbeitet als freie Autorin in München, schreibt für verschiedene Magazine. Ihr Schwerpunkt: Ernährung und Gesundheit. Man kennt ihre Bestseller *GLYX-Diät, Fatburner, Simple Detox*. Sie ist Herausgeberin der Südwest-Reihe »myBooks« und Autorin der beiden myBooks *3 Echte Kilo weg* und *ifeelgood*. Die Sportwissenschaftlerin, Yoga-Lehrerin und Südwest-Autorin (myBook *Was mich bewegt!*) Holle Bartosch entwickelte die Programme auf dem Wunderspringtuch. Und dafür gibt es jetzt auch eine DVD: *Fatburner-Workout auf dem Mini-Trampolin*.
Kultur-Autor Stephan Sepp trug mit informativer Fröhlichkeit sein Scherflein bei (ist nun mal so: Boys just wanna have fun). Jutta Christoph schrieb das tänzerisch beschwingte Pendant dazu: *Girls just wanna have fun*. Und Professor Dr. Ingo Froböse, Leiter des Zentrums für Gesundheit an der Deutschen Sporthochschule Köln, stand mit Expertenrat zur Seite.

EIN WORT ZUVOR

Wenn ich vor ein paar Jahren vom Trampolin erzählt habe, wanderten die Augen meines Gegenübers meistens nach unten – und die Hand an den Hinterkopf. Nicht weil das Thema so uninteressant wäre. Nein, ganz einfach weil dieser Mensch in seiner Gehirnschublade irgendetwas von Gefahr gespeichert hatte. Er dachte an seine Wohnung. An die Decke. Und daran, dass ein Trampolin federt und man große Sprünge macht. Vielleicht noch einen Salto. Und das mit der einzigen Konsequenz, dass der Kopf an die Decke knallt.

Dem ist natürlich nicht so. Eine Studie der Arizona State University bescheinigt dem Trampolin seinen Status als gesunder Gute-Laune-Macher, denn nach dem Walken, Joggen, Twisten auf der Matte hatten die Probanden mehr Energie, waren fröhlicher und stressresistenter. Zudem wird der Lymphfluss angeregt. Das entgiftet den Körper.

»Wo soll ich das denn hinstellen?« Diese Frage entspringt dem anderen Vorurteil, das die meisten Menschen in ihren Gehirnen fest eingespurt haben. Weil sie Trampoline aus dem Turnunterricht kennen, aus dem Zirkus, von der Olympiade, aus dem Garten. Vier mal vier Meter. Kinder tollen drauf. Das passt freilich nicht ins 40-m²-Appartement. Dann sag´ ich: »Hat nur 1,02 Meter Durchmesser, ist 25 Zentimeter hoch. Verschwindet unter dem Sofa, wenn Besuch kommt.«

Madonna, Victoria Beckham, Gwyneth Paltrow, Heidi Klum, Annett Louisan halten sich mit dem Mini-Tramp fit. Man liest über das Trampolin und seine Benutzer in den Zeitschriften – und ich muss eigentlich nur noch erklären, warum dieses kleine runde Wundertuch sogar das Leben verändert. Warum? Das kann man mit wenigen Worten sagen: Es macht schlank, fröhlich, fit und gesund. Ein bisschen genauer? Ich hätte gerne, dass das Trampolin in jedem Haushalt steht, wie die Zahnbürste. Als Diätassistent und Multi-Medi sozusagen. Kein Training ist so effektiv, kostet so wenig Zeit und ist so vielseitig. Jede einzelne Zelle wird trainiert – von Kopf bis Fuß. Mit dem Trampolin können Sie entspecken, entspannen, entgiften und Ihren Geist schärfen. Jetzt wollen Sie mehr wissen? Dann lesen Sie mein Buch darüber …

Viel Spaß!

Ihre *Marion Grillparzer*

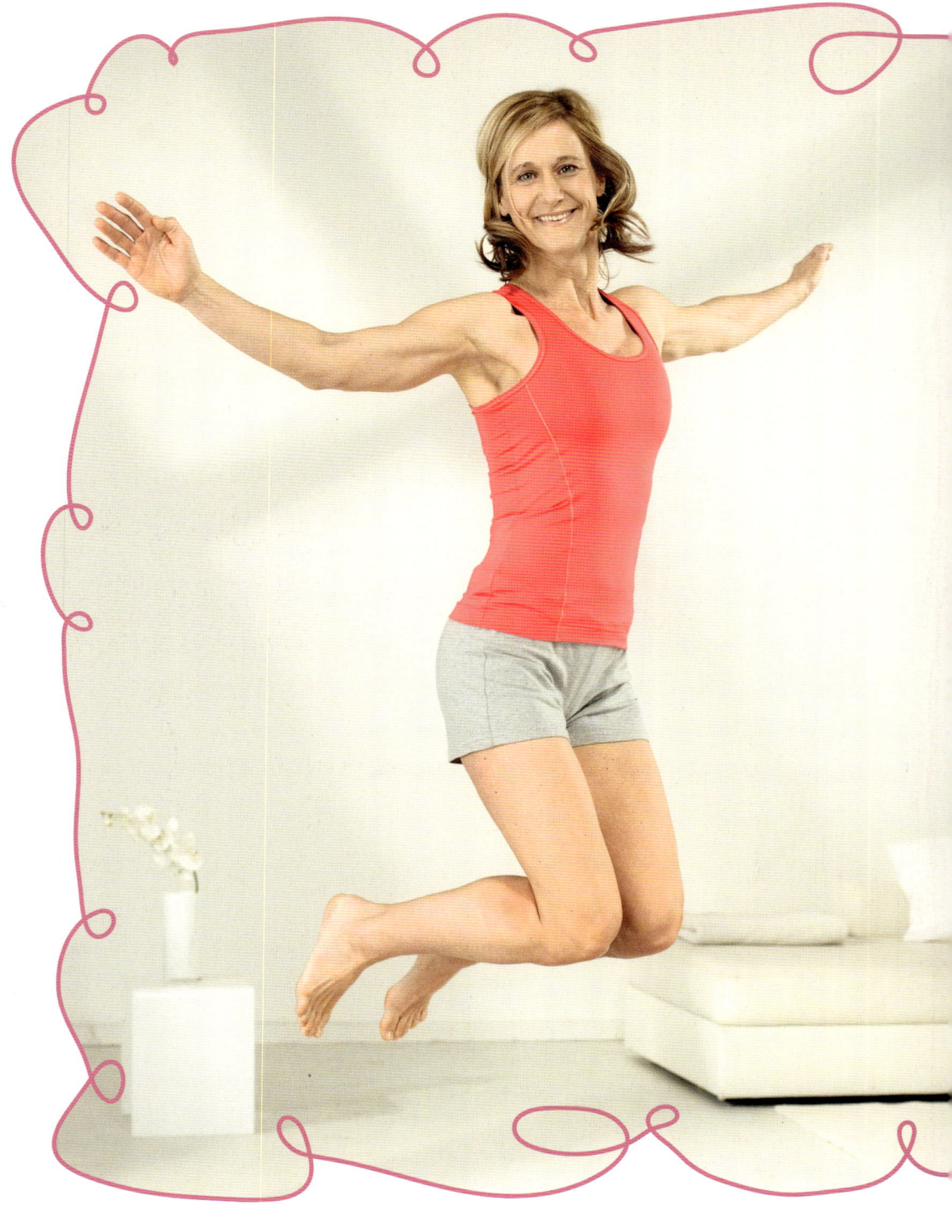

LUFTSPRUNG IN DIE LEICHTIGKEIT DES SEINS

Der Weg von faul nach fit, von dick nach dünn, von erschöpft nach vital ist nicht steinig. Im Gegenteil: elastisch federnd. Er heißt Trampolin. Fröhlich wippend kurbeln Sie die Fettverbrennung an, entgiften Ihren Körper und tanken Kondition, Gesundheit, Kreativität und gute Laune. Weltweit findet das Mini-Tramp immer mehr Fans. Warum? Nichts ist praktischer, nichts ist effektiver, nichts macht mehr Spaß ...

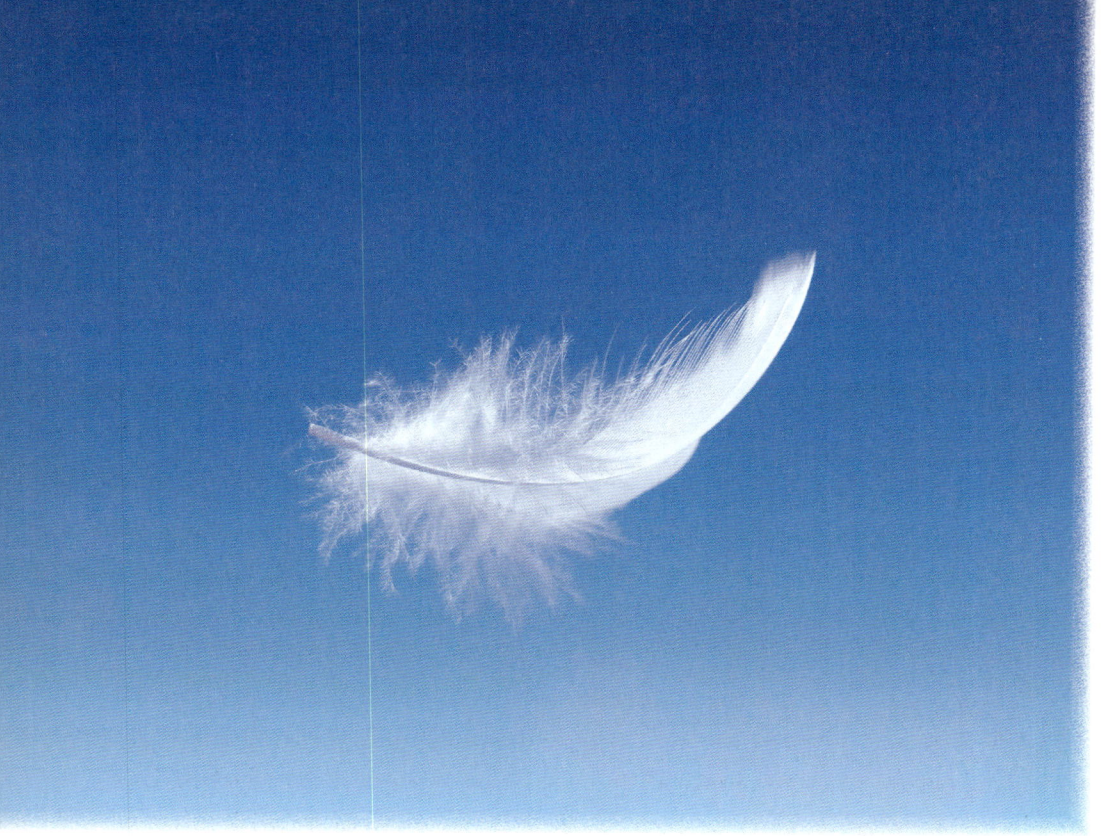

FASZINATION
SCHWERELOSIGKEIT

Was ist Glück? Nicht schwer. Leicht. Ganz leicht. Ein bisschen der Erdanziehung entfliehen, die G-Kraft nutzen – und schon beginnt der Tag mit Fröhlichkeit, endet der Abend mit Zufriedenheit. Wenn Sie sich mit dem Trampolin anfreunden, ernten Sie unglaublich viel: Sie springen fit und frisch in den Morgen. Verjüngen jede Ihrer 70 Billionen Körperzellen. Treiben Ihren 40 Milliarden Fettzellen die ungeliebten Moleküle aus. Entgiften Ihren Körper, da der Lymphfluss angekurbelt wird. Sie stärken Ihre Knochen, straffen den Body, ernten mehr Muskulatur. Das Springen macht kreativ, entspannt, gelassen und lockt Serotonin, den Botenstoff der guten Laune.

Die Trampolin-Fans in den USA (da gibt es ganz viele) halten sich an folgende Gebrauchsanleitung für eine Multi-medizin: *Shake well before using* – vor Gebrauch gut schütteln! Dort wippt man sich morgens erst einmal wach und fit und startet so voller Elan in den Tag. Spi-derman Tobey Maguire tut das. Popstar Annett Louisan springt nachts gerne auf dem Trampolin. Hollywood-Diva Reese Witherspoon hüpft von Kindesbeinen an. Und Filmproduzent Dino de Laurentiis liebt als über Achtzigjähriger das Tram-polin. Weil's fit macht, weil's schlank macht, weil's gesund macht, weil's Spaß macht – und gegen Stress feit. Was sogar Schweine wissen.

Hüpfen macht Schweine glücklich ...

Wenn man über das Trampolin recher-chiert, stößt man irgendwann auf eine Studie der Arizona State University. Dort ließ man Schweine auf dem Trampolin wippen, um zu zeigen, wie effektiv das Überwinden der Schwerkraft vor Stress schützt. Es mag Sie überraschen, aber Schweine teilen mit uns viele Charakter-eigenschaften, einschließlich der Anfällig-keit für Stress und damit den Herzinfarkt. Was fanden die Forscher aus Arizona he-raus? Die wippenden Säue hatten erstaun-lich viel Energie, waren viel fröhlicher als die rosaroten Studienteilnehmer, die man nicht aufs Trampolin ließ. Und sie waren resistenter gegen Stress.

Natürlich haben die Forscher auf dieser Welt nicht nur glückliche Schweine hüp-fen lassen, sondern auch Menschen. Und die Liste an positiven Auswirkungen auf Körper, Geist und Seele ist ellenlang. Sie finden sie in diesem Buch.

... und Astronauten fit

Schon vor über drei Jahrzehnten, 1980, untersuchten US-Wissenschaftler, wie sich Laufen auf dem Laufband und

EIN BISSCHEN KAUDERWELSCH

Info

Auf Neudeutsch heißt das Trampolin auch *Rebounder* – und die Tätigkeit, die Sie auf dem Trampolin ausüben, *Rebounding*. In diesem Buch bleiben wir bei dem schönen aus dem Französischen über das Amerikanische eingedeutschten Begriff *Trampolin*. Als kleine Hommage an den Erfinder Monsieur du Trampoline. Mehr über die Geschichte des Wundersprungtuchs lesen Sie ab Seite 18.

Springen auf dem Trampolin auswirken. Die NASA wollte wissen, wie sie ihre Astronauten am besten wieder fit macht. Durch den Aufenthalt in der Schwerelosigkeit des Alls bauen sich nämlich Muskeln und Knochen ab. Das Ergebnis dieser Studie: Der Trainingseffekt des Trampolins liegt um 68 Prozent höher als der des Laufens. Das bedeutet: Sie tanken in der gleichen Zeit um zwei Drittel mehr Fitness, verbrennen um zwei Drittel mehr Fett. Oder: Sie müssen nur 20 statt 30 Minuten trainieren. Darf man das glauben? Jein. Denn es kommt auch auf die Leistung an, die man auf dem Trampolin bringt. Ein Astronaut bringt eine höhere Leistung als ein Schreibtischakrobat. Sicher ist: Das Trampolin ist das effizienteste Ganzkörpertraining – für Ausdauer und für Kraft. Jede Zelle, jeder Muskel trainiert mit. Heute stehen die Mini-Tramps in jedem Physiotherapie-Studio. Reha-Kliniken und Fitness-Center rüsten damit auf. Auch in Privathaushalten springen schon Hunderttausende Menschen auf dem Wundertuch. Trampolinspringen ist optimales Fitness-Training, es trainiert den Körper effektiver als Laufen und ist ein hervorragender Fatburner. Es kurbelt den

---

Info

GLÜCKLICHE MENSCHEN MACHEN LUFTSPRÜNGE

Hüpfen auf dem Trampolin hebt die Stimmung. Warum ist das so? Diese Frage beantwortet Birgit Buschmann. Sie lebt in der Schweiz. Sie ist Atem- und Bewegungstherapeutin und Therapeutin für Traditionelle Chinesische Medizin. Sie arbeitet seit vielen Jahren mit dem Mini-Trampolin: »... weil es den Körper in Schwung bringt, die Blutzirkulation und den Lymphfluss anregt. Die chinesische Medizin sagt: ›Fließendes Wasser verdirbt nicht.‹ Solange alle Flüssigkeiten im Körper fließen, fühlt man sich leichter und gelöster. Die Stimmung steigt, man bleibt gesund. Am besten bewährt hat sich das Mini-Trampolin bei der Behandlung von Depressiven. Diesen Menschen ist das Gefühl von Orientierung und Zentrierung abhandengekommen. Da kann das Springen auf dem Trampolin wahre Wunder wirken, weil es durch den Wechsel zwischen Schwerkraft und Schwerelosigkeit die Orientierung trainiert und den Menschen zur inneren Mitte führt. Auch hyperaktive Kinder werden durch das Springen ausgeglichener. Das ist nämlich das Tolle am Trampolin: Es hat hebende und erdende Wirkung. Den Depressiven macht es lebensfroh und den Nervösen ruhiger. Letztlich profitiert aber jeder durch das Trampolin, da es alle physischen und psychischen Kräfte im Menschen ausgleicht.«

Kreislauf an, fördert die Durchblutung und die Produktion von roten und weißen Blutkörperchen. Es festigt Muskeln, Sehnen und Knochen und beugt damit Leiden an Bandscheiben und der Wirbelsäule vor. Es aktiviert im Organismus den Lymphfluss und damit die Entschlackung und Entgiftung. Es verbessert Gleichgewichts- und Orientierungssinn. Es baut die Tiefenmuskeln auf, im Rücken – und im Beckenboden. Es wirkt verspannten Muskeln entgegen und beugt Migräne und Kopfschmerzen vor. Es aktiviert die Selbstheilungskräfte des Körpers, vertreibt Depressionen, macht glücklich und ausgeglichen und ist die reinste Anti-Stresstherapie. Da ist es sicher kein Wunder, dass das Mini-Trampolin schon so manchen Raucher zum Nichtraucher gemacht hat.

DER TRAUM VOM FLIEGEN

Sind Sie auch nachts in Ihren Kinderträumen den Weg zur Schule geflogen? Dann könnte Ihnen das Hüpfen auf dem Trampolin gefallen. Wieso? Was hat das Wippen auf dem 1-Meter-Durchmesser-Tuch mit Fliegen zu tun? Mit der Sehnsucht, wie ein Falke durch die Lüfte zu segeln? Mit dem Traum vom Fliegen, so wie ihn Reinhard Mey in einem seiner schönsten Lieder geschildert hat: »Über den Wolken – muss die Freiheit wohl grenzenlos sein«? Viel.

Die Ur-Sehnsucht nach der Schwerelosigkeit

Fächern Sie sich gleich mal mit kreisenden Armen Luft vom Bauchnabel nach oben zu. Gleichzeitig auf den Zehenspitzen nach oben federn. Zehnmal! Mit allen Gesten und Bewegungen, bei denen etwas in die Höhe geht, hebt sich auch unsere Stimmung. Kinder bewegen meist den ganzen Tag ihre Arme in die Höhe: winken, fangen, schwingen und zeigen, wie groß sie schon sind. Bei Erwachsenen sind diese Gesten seltener zu beobachten. Leider, denn das Überwinden der Schwerkraft ist ein kraftvoller Akt, der zeigt, wie viel Energie in uns steckt. Stärke, Selbstbewusstsein und Freude kommen so zum Ausdruck. Vom starken Signal »Daumen hoch« bis zu »Fußspitze leicht anheben«. Wenn man Spaß hat, gehen die Hände von ganz alleine in die Höhe. Sei es beim Bejubeln des Tors, des Stars, beim ausgelassenen Tanzen oder beim freudigen Zuwinken. *Give me five* macht der Sportler nach dem Sieg und der Junge mit dem Vater. Wenn man Gesten gegen die Schwerkraft bewusst in seinen Alltag einbaut, erntet man automatisch Fröhlichkeit, Stärke und Glück. Jetzt wissen Sie auch, warum das Trampolin so fröhlich macht!

Flugträume. Kennen Sie sicher. Sie liegen im Bett, der Wecker klingelt, und Sie sind total genervt. Denn eben noch fühlten Sie sich leicht wie eine Feder und schwebten glückselig über Wälder und Wiesen. Kein Wunder, dass viele Menschen an ein Seelenleben glauben, das völlig losgelöst vom Körper existiert. Und kein Wunder, dass die der Schwerkraft unterworfene Körperlichkeit in der Literatur immer wieder mit dem Gefühl von Gefangenschaft verglichen wird. Ist es ein Zufall, dass die ersten Versuche, sich mit dem Ballon der Gravitation zu widersetzen, im Zeitalter der Aufklärung stattfanden? Dass die Idee der Freiheit die Idee des Fliegens – im wahrsten Sinn des Wortes – »beflügelt« hat. Warum verspüren wir so eine Sehnsucht abzuheben, durch die Lüfte zu gleiten, der Schwerkraft zu entfliehen? Das weiß eigentlich keiner so genau. Die Faszination des Fliegens gehört zu den Mysterien der Menschheit. Manche behaupten, das Gefühl von Schwerelosigkeit würde uns an unser pränatales Leben als schwimmende Föten in der Fruchtblase erinnern. Die Mehrzahl der Psychologen und Flugforscher ist sich dagegen einig, die Sehnsucht nach dem Fliegen sei ein Wesenszug der menschlichen Psyche.

Fliegen befreit aus Raum, Zeit und Schwerkraft

Die Sehnsucht, der Begrenztheit durch Raum, Zeit und Schwerkraft zu entfliehen … Lange vor dem Zeitalter der Luftfahrt verschafften sich Menschen das Gefühl vom Fliegen durch Ekstase und Rausch. Fühlen wir uns nicht »völlig abgehoben«, wenn wir versuchen, rauschartige Gefühle zu beschreiben? Und: Wir denken ans Fliegen, wenn wir besondere Glücksmomente erleben. Chinesen sprechen vom »gemeinsamen Fliegen«, wenn sie »miteinander schlafen« meinen. Das chinesische Wort für Orgasmus bedeutet übersetzt: »Die Seele fliegt über den Himmel hinaus.«

Was hat das Trampolin mit Fliegen zu tun?

Das Trampolin schenkt Ihnen ein kleines Stück von diesem unbeschreiblichen Gefühl zu fliegen, frei zu sein von der schweren Körperlichkeit. Nichts ist mehr schwer. Das Leben nicht und man selbst nicht. Steigen Sie einfach mal auf

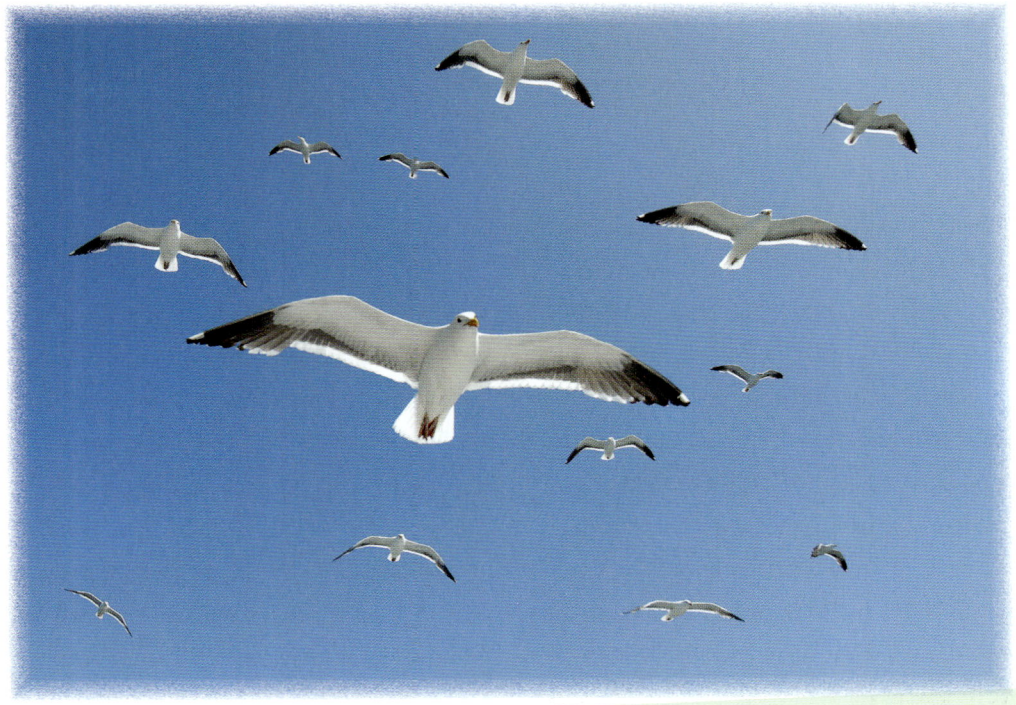

Ein Traum. Fliegen wie ein Vogel. Nur: Aus eigener Muskelkraft in die Lüfte steigen und schweben werden wir nie können. Wir bräuchten schon mal 15 Meter lange Arme ...

ein Trampolin und lassen Sie sich nach oben schnellen. Erleben Sie, wie Ihnen das Trampolin hilft, die Schwerkraft zu überwinden. Wie leicht Sie sich fühlen, solange Sie in der Luft sind. Natürlich kann man das nicht mit Gleitschirm- oder Drachenfliegen vergleichen. Aber das Gefühl zu fliegen hat man schon. Und Sie werden merken: Das ist ein wunderschönes Gefühl. Das sogar ein Professor mit »einem Kribbeln im Bauch« be-

schreibt (siehe Interview Seite 47). Und das Schönste daran: Die Absturzgefahr ist minimal: 25 Zentimeter. Fliegen Sie mit!

FLIEGEN SIE TÄGLICH ...

... dann meistern Sie das Leben im Flug

Sie wollen wirklich etwas in Ihrem Leben ändern? Trägheit in Leichtigkeit verwandeln? Endlich Ihr Fett verbrennen?

Dann bleibt nur eines: Sie müssen sich bewegen. Und zwar täglich. Egal, ob Sie joggen, walken, Rad fahren, inlineskaten, schwimmen, Spinning machen oder skippen – jede Form der Bewegung, die Ihnen Spaß macht, ist gut. Einzige Regel: regelmäßig. Täglich. Denn sonst köcheln Ihre Fettverbrennungsöfchen in den Muskelzellen, die Mitochondrien, auf Sparflamme. Das Ergebnis können Sie um sich herum sehen: übergewichtige, müde, unzufriedene Menschen. Wer zu schwer ist, für den fühlt sich auch der Alltagsballast schwerer an. 40 Millionen Deutsche sind übergewichtig. Lauter Menschen, die eigentlich gerne etwas ändern wollen. Nur: Die Schwerkraft namens »Trägheit« hindert sie daran.

Täglich joggen, täglich walken, täglich ins Fitness-Studio gehen? Das wollen Sie nicht, das können Sie nicht? Kein Park in der Nähe, das Wetter spielt nicht mit? Dann fliegen Sie doch! Verbringen Sie jeden Tag 20 bis 30 Minuten auf dem Trampolin – zu Hause am Fenster, auf der Terrasse. Sie haben keine Zeit? Doch, die haben Sie: morgens 10 Minuten – warum nicht vorm Frühstücks-TV. Und abends 10 Minuten beim Nachrichtengucken. Aus diesen 10 Minuten werden von ganz alleine mehr.

DIE GEHEIMNISVOLLE G-KRAFT

Die Sportwissenschaftler, Physiotherapeuten, Chinesischen Mediziner, Fitness-Studio-Betreiber, die das Trampolin »für sich« entdeckt haben, sind der Meinung: Kaum ein Training ist so effizient. Das hat einen ganz einfachen Grund: Jede einzelne Zelle des Körpers arbeitet mit – und zwar im Sinn des Ausdauertrainings und des Krafttrainings. Auf dem Trampolin machen Sie beides gleichzeitig. Und das von Kopf bis Fuß. Wenn Sie eine Hantel heben, dann arbeiten 20 Prozent Ihrer Muskeln. Wenn Sie Rad fahren, 40 Prozent, wenn Sie joggen, 70 Prozent. Und auf dem Trampolin 100 Prozent. Dahinter steckt die geheimnisvolle G-Kraft. Sie springen auf dem Trampolin, auf der Höhe des Sprungs sind Sie schwerelos, dann landen Sie auf der flexiblen Matte und sind gleich einem Mehrfachen der Schwerkraft ausgesetzt. Das elastische Sprungtuch schubst Sie wieder nach oben. Und das wirkt sich auf jede einzelne Zelle positiv aus. Schwingungen sind nichts anderes als Lebensenergie.

Eine Kraft, die für Sie arbeitet

Die G-Kraft zieht Sie nach unten, am tiefsten Punkt der Landung schubst Sie das Trampolin wieder nach oben. Und genau hier wirkt die um das Zwei- bis Vierfache erhöhte Schwerkraft auf Ihren Körper. Jede einzelne Körperzelle ist für einen winzigen Moment um ein Mehrfaches schwerer als normal. Sie wiegen 240 statt 60 Kilo. Nicht schlimm. Im Gegenteil: Das ist eine Kraft, die für Sie arbeitet, Sie nach oben zieht. Sie stemmen keine Gewichte, die Kraft stemmt Sie – und Sie ernten das Gleiche: Dem Muskel ist das nämlich egal, ob Sie ein sehr, sehr schweres Gewicht heben, oder ob die Kraft des Trampolins auf ihn wirkt. Beides trainiert ihn. Nur: Auf dem Trampolin dauert dieser Augenblick, in dem der Muskel stark gefordert wird, nur kurz, sodass es nicht anstrengt. Aber er dauert lange genug, dass jeder Muskel effizient trainiert wird. Der Muskel wächst, Fett verbrennt, die Knochen werden stark.

Ein Ganzkörpertraining

Es gilt das Prinzip: Je größer die Schwerkraft, desto stärker wird jeder Muskel trainiert. Training auf dem Trampolin kombiniert die Erdanziehung mit der Beschleunigung und Verlangsamung des Körpers. Dadurch entsteht eine Gravitationskraft, die wesentlich größer ist als jene, an die wir gewöhnt sind. Springen, Aufkommen, sanftes Abbremsen. Diese Kraft addiert sich zum Gewicht. Jeder Teil des Körpers wird trainiert, ob Gesichtsmuskeln, Bindegewebe oder Organe. Jede Zelle wird massiert, denn beim Richtungswechsel muss auch jede Zelle die Richtung wechseln.

Und wie behält man den Flug unter Kontrolle? Ganz einfach: durch die Haltung der Knie. Sobald Sie die Knie beugen, ist es vorbei mit dem Fliegen. Solange Sie die Beine in Spannung halten, federn Sie.

Info

LEICHTE GEFÜHLE MACHEN SCHLANK

Wenn Sie auf das Tuch springen, wandelt sich Ihre Gewichtskraft in Spannungsenergie um. Dadurch schnellen Sie ohne Kraftaufwand wieder in die Höhe. Das ist das physikalische Prinzip der Impulsumkehr. Es sorgt für Leichtigkeit, Dynamik, Spaß und dafür, dass die Pfunde auch ohne große Anstrengung purzeln. Und die Seele federt mit: Egal, wie sehr die Pfunde drücken, egal wie schwer man ist – man fühlt sich federleicht.

EINE HYMNE AN DAS TRAMPOLIN IN 14 STROPHEN

Draufsteigen, wippen, walken, laufen, hüpfen, fliegen. Es ist so einfach, macht so viel Spaß – und es gibt nichts Effizienteres im Kampf gegen die überflüssigen Pfunde, im Ringen um mehr Kondition. Das alles spricht für das Trampolin:

1. Kein Zeitfresser: 20 Minuten täglich reichen, um Kondition zu tanken, den Körper zu vitalisieren, zu entgiften, Fett zu verbrennen. Wer schnell abnehmen und dabei auch Muskeln ernten will, der baut ein Muskeltraining ein (Seite 120).

2. Ein Sparmodell: Das Trampolin kostet kaum mehr als ein gutes Paar Laufschuhe (Seite 143). Ein gutes Gerät hat eine weiche, elastische Federung – auch nach Jahren noch. Wunderbar für Ihre Gelenke. Das Sprungtuch leiert nicht aus, die Federn werden nicht spröde. Eine gute Investition, denn man hat einen Glücksbegleiter fürs Leben (jedenfalls 2 Jahre Garantie).

3. Ein Home-Trainer ... Nein, Sie brauchen keine Altbauwohnung. Das Mini-Tramp hat nur 1 Meter Durchmesser und ist 25 Zentimeter hoch. Und Sie heben nicht mehr als 10 Zentimeter ab. Wenn man nicht gerade 2 Meter misst, geht man auch bei normaler Raumhöhe kein Risiko ein.

4. ... der sich klein macht: Es gibt Modelle, bei denen Sie die Füße wegklappen können. Dann verschwindet das Mini-Tramp hinter dem Schrank.

5. ... der keine Ausrede zulässt: Sie können Ihr Trampolin-Workout problemlos in den Alltag integrieren. Auch eine Mutter mit drei Kindern kann hüpfen. Und: Egal, ob Regen oder Sonnenschein, Sie trainieren immer im Trockenen.

6. Keiner guckt zu: Man muss nicht auf den Laufsteg der Schönen und Fitten. Viele Übergewichtige wagen sich nicht raus in die bunte Walker- und Jogger-Szene. Also erst mit dem Trampolin Pfunde wegschmelzen, dann trägt Sie das durchs Springen gestählte Selbstbewusstsein schon raus.

7. Nichts ist so effizient: Kein Sport wirkt vergleichbar effektiv auf den Körper. Durch das Überwinden der Schwerkraft machen Sie gleichzeitig ein Muskel- und Ausdauertraining. Nichts kurbelt die Fettverbrennung so effizient an. Allerdings muss man auch mit dem richtigen Puls trainieren.

8. Verbessert die Haltung: Das stete Auf und Ab, das Verlieren und Gewinnen des Gleichgewichts verbessert die Körperhaltung. Sie trainieren Balance und Geschicklichkeit. Und laufen mit mehr Sicherheit durchs Leben.

9. Eine Multimedizin: Da es das Immunsystem stärkt und den Lymphfluss anregt, lindert Trampolinspringen chronische Krankheiten. Es hilft zum Beispiel bei Hautproblemen, Asthma, Migräne, Rückenschmerzen und Arthrose. Es räumt im Blut auf: Der Insulinspiegel sinkt, die Blutfettwerte verbessern sich. Der Blutdruck normalisiert sich. All das schützt vor Herzinfarkt und Schlaganfall.

10. Ersetzt den Yoga-Lehrer: Eigentlich sollte es am Arbeitsplatz stehen. Nur drei Minuten Wippen entspannen spürbar. Einfach auf und ab wippen, die Füße in Kontakt mit der Matte, die Arme hängen locker nach unten, der Körper schwingt mit allen Muskeln und Organen mit. Der Stress verfliegt.

11. Jeder kann wippen: Auch mit 99, auch mit Übergewicht, mit Gelenkproblemen, mit null Kondition. In Reha-Zentren hilft man mit dem Trampolin Menschen nach Herzattacken, Operationen, auch nach orthopädischen Eingriffen wieder auf die Beine.

12. Ein Stoßdämpfer: Während beim Laufen, Walken oder Seilspringen Knie und Rücken die Stoßdämpferarbeit übernehmen, tut es beim Trampolin das (gute!) Sprungtuch. Man kann auch mit Bandscheiben-, Hüft-, Knie- und anderen Gelenkproblemen trainieren – nach Absprache mit dem Physiotherapeuten.

13. Ein Glücksbringer: Das Trampolin weckt das Kind in uns. Mit jedem Sprung wachsen Mut und Selbstvertrauen. Im synaptischen Spalt im Gehirn tanzen, während Sie das Spiel mit der Schwerkraft treiben, die Moleküle der Gefühle: Serotonin – der Gehirnbotenstoff, dessen Freisetzung sonst mit Antidepressiva beeinflusst wird.

14. Kreativitätswippe: Kein Sport regt die geistige Aktivität, die Konzentrationsfähigkeit und die Kreativität so an. Das Trampolin aktiviert das Miteinander beider Gehirnhälften. Denker benutzen es im Büro.

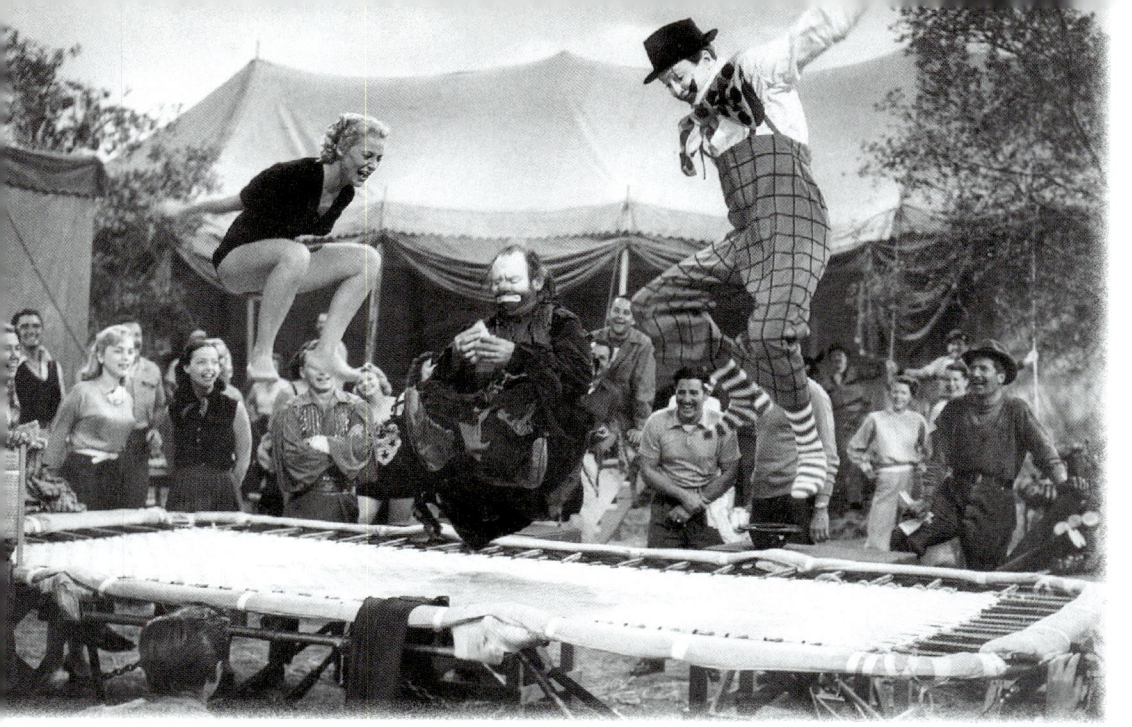

DIE TRAMPOLIN-STORY:
ERFOLG – MADE IN USA

Trampoline gab es schon im Mittelalter – aber nur im Zirkus. Als Fun- und Sportgeräte entdeckte man sie erst im 20. Jahrhundert. Heute sind sie vor allem als Fit- und Schlankmacher beliebt.

Es war einmal ein gewisser Monsieur du Trampoline und Jahrhunderte später ein Mr. George Nissen – beide trugen dazu bei, dass sich ein Zirkusgerät zum Massenschlager entwickelte. Freilich weiß man heute gar nicht mehr so genau, wie alles anfing mit dem Trampolin. Eines ist sicher: Als Vater des Trampolinspringens gilt der französische Zirkusartist namens »du Trampoline«. Er tingelte im Mittelalter durch Spanien und führte seinem Publikum ein Sprunggerät vor, das bis heute seinen Namen trägt.

Beinahe wären das Trampolin und dieser Monsieur du Trampoline genauso in Vergessenheit geraten wie sein Vorname. Wäre da nicht der amerikanische Artist George Nissen gewesen.

VOM ZIRKUSGERÄT ZUM MASSENSCHLAGER

Nissen hat das Trampolin vor rund 70 Jahren einfach noch einmal erfunden – und letztlich das Springen auf dem Tuch zum populären Volkssport entwickelt. Nissen hatte offenbar keine Ahnung vom Ur-Trampolin, als er als Kind die Trapez-Artisten im Zirkus beobachtete. Am besten gefielen ihm die Abgänge, wenn sich die Artisten in die Sicherheitsnetze fallen ließen. »Aber anstatt einfach dort zu landen, ließen sie sich immer wieder in die Luft schnellen und führten einige Tricks vor«, erinnerte sich Nissen später. Es war der zündende Gedanke für eine Erfindung, die Nissen reich und berühmt machen sollte: ein Sprungtisch. Er bastelte ihn 1933 aus einem Stahlrahmen, Leinwänden und alten Autoschläuchen zusammen. Erst als er sein neues Gerät mexikanischen Turmspringern vorführte, hörte er zum ersten Mal das Wort, das in der spanischen Sprache für Sprunggeräte dieser Art überlebt hatte: Trampolin. Nissen übernahm das Wort für seine Erfindung und ließ es sich in den USA als Markennamen schützen.

Von da an begann Nissen, Trampoline zu produzieren und zu vertreiben. Sein erstes Modell war ein weiterentwickeltes Gerät: groß wie ein Wohnzimmer, mit hundert Stahlfedern, die das Sprungtuch an den Rahmen fixierten. Nissen verkaufte es als Bausatz. Seine Kunden waren ausschließlich Schulen und Organisatoren von Ferienlagern. Anfangs begeisterten sich nämlich fast nur Kinder für das Trampolin. Und Nissens Markt schien bald gesättigt.

Es dauerte ein halbes Jahrhundert, bis das Trampolin von der Manege über den Turnsaal ins Wohnzimmer kam.

Die ersten erwachsenen Trampolin-Fans: Flieger, Astronauten und Richard Nixon

Nissens Lage verbesserte sich, als die USA in den Zweiten Weltkrieg eintraten. Da konnte der Erfinder die US-Militärs davon überzeugen, dass man mit dem Trampolin den Gleichgewichtssinn und die Orientierung in der Luft optimal schulen kann. Die Army orderte 100 Trampoline, um Piloten und Fallschirmspringer für ihre Einsätze zu trainieren. Unter den Flugkadetten waren Männer wie der spätere Astronaut Scott Carpenter. Der nutzte das Trampolin auch noch nach dem Krieg, um sich auf seinen Flug im All vorzubereiten. Nissen profitierte ebenfalls von seinem Job als Militärberater. Er verbesserte sein Gerät mit Sprungmatten aus Nylon, einem Material, das die Army zur Herstellung von Fallschirmgurten entwickelt hatte.

Damit war er bestens gerüstet für den Trampolin-Boom, der nach Ende des Zweiten Weltkriegs ausbrach. Zunächst entdeckten vor allem Sportler den Reiz der Luftsprünge. Bereits 1947 veranstalteten sie regelmäßig Wettkämpfe im Trampolinspringen. Währenddessen reiste Nissen um die Welt, um sein Produkt bekannt zu machen. Die neuen Kunden waren Betreiber von sogenannten *jump centers*, die in ganz Amerika wie Pilze aus dem Boden schossen: in Freizeitparks frei stehende Trampoline, auf denen man für 40 Cents eine halbe Stunde lang springen konnte. 1960 gab es allein in Los Angeles und Umgebung 175 *jump centers*. Und mittlerweile jede Menge Trampolin-Fans weltweit – darunter der spätere Präsident Richard Nixon, der Schauspieler Yul Brynner und der ägyptische König Faruk.

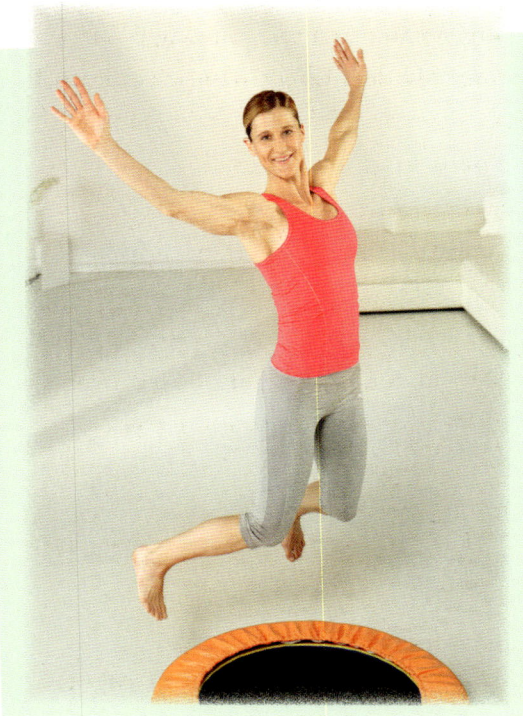

WARUM IST DAS MINI-TRAMPOLIN RUND?

Bei den rechteckigen Trampolinen muss man einen idealen Punkt auf der Sprungmatte treffen, um optimal zu federn. Trifft man ihn nicht, gerät man leichter aus der Balance, kann leichter umknicken oder runterfallen. Auf dem runden Trampolin ist es egal, wo auf der Matte Sie aufkommen. Der Federeffekt ist überall der gleiche. Das hat auch Vorteile für die Haltung. Der Körper hat die Chance, automatisch seinen Schwerpunkt optimal zu zentrieren.

Aber nur wenn Sie eine gute Sprungmatte haben. Bei Billigmodellen ist der »sweet spot«, der gut federt, so klein, dass man nur mit aneinandergepressten Füßen dort landen kann.

Autsch, das kostet ...

Die *jump centers* kamen bald aus der Mode. Schuld daran waren Unfälle, weil Springer falsch aufkamen oder neben dem Sprungtuch landeten. Die sehr großen Trampoline erlaubten Sprünge, die für unerfahrene Freizeitspringer zu hoch und zu gefährlich waren. Und das im Anwalts-Dorado der Schadenersatzklagen! In dem Land, in dem in der Gebrauchsanleitung für die Mikrowelle steht: Ihren Pudel dürfen Sie nicht darin trocknen!; auf dem McDonald's- Kaffeebecher: Vorsicht, dieses Getränk ist extrem heiß! … Um Unfälle zu vermeiden, hätten die Betreiber Sicherheitspersonal an den Trampolinen postieren müssen – was das Hüpfen in den *jump centers* zu einem teuren Vergnügen gemacht hätte.

Liebe auf den zweiten Blick – die Europäer und das Trampolin

Es war die Zeit, in der alles Gute in Europa aus Amerika kam: Filmstars, Coca-Cola und der Rock 'n' Roll. Und George Nissen war der Mann, der das Trampolin über den Atlantik brachte.

Zwar hatten sich damals auch schon deutsche Pioniere an einer Trampolin-Konstruktion versucht. Zum Beispiel jener Albrecht Hurtmanns, der bereits 1951 eine Wurfmaschine aus vernähten Rollladengurten und Fahrradschläuchen baute. Oder der bis heute als »Vater des Trampolinspringens in Deutschland« geltende Dr. Heinz Braecklein, der 1953 ein Trampolin als Trainingsgerät für Wasserspringer an der Sporthochschule Leipzig konstruierte.

So richtig gefunkt zwischen dem Trampolin und den Deutschen hat es allerdings erst, als Nissen sein Gerät im März 1957 in der Kölner Sporthochschule vorführte. Auch wenn die Show einem Augenzeugen zufolge »verhalten enthusiastisch« aufgenommen wurde – sie zeigte Wirkung. Mit dem Effekt, dass sich in Europa auch Schulen und Turnvereine für das Trampolin interessierten.

Zu Beginn der Sechzigerjahre war das Trampolin in Europa bereits so populär, dass man hier erste Trampolin-Wettkämpfe organisierte. Sich in der Kunst der Salti, Schrauben und Grätschen maß. 1964 wurde in Basel die erste internationale Trampolinspringer-Vereinigung der Welt gegründet.

Der Sprung vom Freizeitspaß zur olympischen Disziplin

Nissen und andere Trampolin-Enthusiasten besannen sich schließlich wieder auf die ursprüngliche Idee, die hinter dem Trampolin steckt: das Springen auf der Matte als athletische Sportart.

Ihr Ziel war, das Trampolinspringen möglichst bald als olympische Disziplin zu etablieren. Was ihnen auch gelang. Die olympische Premiere der Trampolin-Athleten sollte bei den Spielen in Moskau, 1980, stattfinden. Leider kam der Boykott wegen der russischen Afghanistan-Politik dazwischen. Und die Trampolin-Wettkämpfe wurden abgesagt. Richtig geklappt hat es erst 20 Jahre später: bei den Olympischen Spielen in Sydney.

Der Trampolin-Trend kennt keine Grenzen. Jetzt haben sogar Fun-Sport-Fans das Trampolin entdeckt. Sie lassen sich bis zu 8 Meter in die Luft katapultieren, schlagen spektakuläre Salti. Gefahr? Gleich null. Zwei Bungee-seile sichern sie.

Das Mini-Trampolin – die Kreisur des Quadrats

Die ersten Mini-Trampoline tauchten schon in den Fünfzigerjahren in Amerika auf. Ursprünglich waren sie als reine Hilfsgeräte für Bodenturner gedacht: als Absprunggeräte für Saltospringer oder als Alternative zum Sprungbrett für Übungen mit dem Pferd.

Mitte der Siebzigerjahre kamen – zunächst nur in Amerika und England – die ersten kreisförmigen Mini-Trampoline auf den Markt. Im Gegensatz zu ihren rechteckigen Vorläufern waren sie für die Anwendung im medizinischen Bereich und als Fitness-Geräte konzipiert. »Dass Trampolinspringen fit und gesund macht, war damals noch kaum bekannt«, erinnert sich Joachim Heymans, heute Hersteller der Trimilin-Mini-Trampoline. Als er das erste runde Mini-Trampolin in England sah, fand er es »ziemlich kurios«. Außerdem »unbezahlbar teuer«. Der Student Heymans lieh sich überall Geld zusammen, kaufte trotzdem eines und brachte es vor über drei Jahrzehnten mit nach Deutschland.

»Ich konnte der Versuchung einfach nicht widerstehen, ich war immer schon sportbegeistert und neugierig«, sagt er. Produzierte selbst. Und lieferte die ersten Trimilins noch mit dem Fahrrad aus. Die studentische Investition Joachim Heymans' hat sich gelohnt: Abgesehen davon, dass kreisförmige Trampoline sicherer und für Anfänger besser geeignet sind als die großen rechteckigen Geräte, sind sie reine Medizin für Körper, Seele und Geist.

DER MANN UND DAS TRAMPOLIN

BOYS JUST WANNA HAVE FUN

Nein, das Trampolin ist nicht nur Frauensache. Auch Männer haben Spaß damit. Zum Beispiel Stephan Sepp aus München. Er erzählt hier, was passiert, wenn ein Kultur-Redakteur auf ein USO (unbekanntes Sprungobjekt) mit sechs Beinen trifft.

Vielleicht muss man blond sein, ab und zu in Schokopudding baden und als Deutschlands Partygirl Nr. 1 durch die unzähligen Klatschspalten gereicht werden, damit man so unbekümmert die magische Anziehungskraft eines Trampolins beschwören darf wie Ariane Sommer. Jedenfalls würden die meisten Frauen auf der Party eines Innsbrucker Schmuckherstellers etwas Besseres zu tun haben, als sich die Schuhe auszuziehen und auf ein Trampolin für Kinder zu klettern. »Alle anderen sind herumgestanden und haben gequatscht, aus der Ferne habe ich die Wortfetzen gehört. Ich hüpfte auf und ab, sah mir die Berge an und kam mir allein vor, aber auf eine gesunde Art«, schwärmte Ariane Sommer in einem Interview. Die Geschichte passt natürlich wunderbar zu ihrem Image. Zum ewigen Girlie. Und zur Lebensmaxime aller Girlies: *Girls just wanna have fun.*

EIN ANZUG HÜPFT NICHT

Ist es denkbar, dass sich auf besagter Gartenparty ein oberösterreichischer Bankdirektor seines Sakkos entledigt hätte, um der Szene-Diva auf dem Sprungtuch Gesellschaft zu leisten? Wohl kaum. Weil Erwachsene so was normalerweise nicht tun: sich auf eine Schaukel oder eine Wippe setzen. Oder auf einem Federbett hüpfen. Einfach weil es so schön ist, dieses Gefühl von Leichtigkeit und Schwerelosigkeit. Seien Sie ehrlich: Haben Sie noch nie davon geträumt, sich nachts zu einer Luftkissen-Hüpfburg zu schleichen, auf den Turm hinaufzuklettern und sich dann lustvoll auf den Burghof plumpsen zu lassen? Freuen Sie sich nicht insgeheim, wenn Sie manchmal Ihre Kinder oder Enkel beim Achterbahn- oder Karussellfahren auf der Kirmes begleiten müssen? Haben Sie sich noch nie mit verstohlenem Blick in Omas Garten auf die alte Schaukel gesetzt, um die Sie sich früher mit Ihren Geschwistern prügeln mussten? Steckt in Ihnen nicht immer noch ein spielfreudiges Kind? Wenn es so ist, dann sperren Sie es nicht länger ein!

DAS BEAMT IN DIE KINDHEIT ZURÜCK

Ein Trampolin. Mein Gott, was hätte ich dafür gegeben, als ich klein war! Am liebsten hätte ich natürlich ein großes gehabt – wie die Artisten im Zirkus. Mit dem man sich wie ein Gummiball in die Höhe katapultieren lassen kann. Hatte ich aber nicht. Nicht

einmal ein kleines. Keine Ahnung, warum. Vielleicht, weil meine Eltern nicht mit Schmuck-
herstellern befreundet waren.

Dafür bin ich heute mit einem Architekten befreundet. Er hat mich neulich in sein Haus
eingeladen. Ein großes Haus, geräumig und gut ausgestattet. Oben im Dach hat er ein
schickes Büro. Und ganz unten einen Weinkeller. Ich liebe Wein. Also habe ich angebo-
ten, mich im Keller um die Getränke zu kümmern, während mein Freund in der Küche
Salate schnippelte. Ich stieg die Treppe runter und landete in einem Fitness-Raum. Dort
ist es dann passiert: meine erste Begegnung mit einem Trampolin, genauer gesagt, mit
einem Mini-Tramp. Mit einem dieser kreisförmigen Dinger mit sechs Füßen, die ausseh-
en wie UFOs aus den Science-Fiction- Filmen der 50er-Jahre.

EIN KLEINER JUNGE IN TRANCE

Es muss daran gelegen haben, dass ich allein war. Dass ich plötzlich das Gefühl hatte,
als würde mich jemand in den Arm zwicken. Es war der kleine Junge in mir. »Worauf
wartest du noch?« rief er. »Geh da rauf, los!«
»Ist ja gut«, sagte ich, zog die Schuhe aus, stieg auf das Sprungtuch und begann zu
wippen. Erst etwas zaghaft. Allerdings stieg mit jedem Auf und Nieder mein Enthusi-
asmus. Bald streckte ich die Hände in die Höhe, damit ich nicht mit dem Kopf gegen
die Decke knallte. Ich musste an die Höhenflüge von Ariane Sommer denken. Selbst
beim Trampolinspringen scheint dem Starlet der Aufstieg leichter zu fallen als anderen
Menschen. Ich musste mich nämlich damit abfinden, dass man in 2,20 Meter hohen
Kellerräumen auf dem Mini-Tramp keine Flugshow bestreiten kann. Es machte mir aber
trotzdem Spaß. Gerade dieses leichte Wippen, bei dem man nur die Fußballen bewegt.
Das hatte was Beruhigendes, Entspannendes, Einlullendes – und gleichzeitig wird man
hellwach. Dieses ständige Auf und Ab macht den Kopf frei. Man fühlt sich wohl. Ein
angenehmer Trance-Zustand.

NOCH SCHÖNER ALS EIN SCHOKOPUDDING-BAD

Seltsam: Mir wurde ganz schnell ganz warm. Nur von diesem Wohlfühl-Wippen. Und
ich bin kein Sportmuffel, der schon aus der Puste kommt, wenn er zum Zeitungholen
um den Block gehen muss. Offenbar hat Trampolinspringen etwas mit Skifahren, Snow-
boarden oder Rollerbladen gemeinsam. Man macht es in erster Linie, weil es lustig ist.
Aber am Ende hat man einen Muskelkater und überflüssige Pfunde weggeschmolzen.
Offenbar ist das Trampolin das ideale Sportgerät für Typen wie Ariane Sommer und
mich. Für Menschen, die Wein lieben und in Schokopudding baden. Für echte Genuss-

menschen. Es soll ja Leute geben, die den Tag mit einer kalten Dusche, grünem Tee und einem Waldlauf im Regen beginnen. Wir Genussmenschen lesen lieber morgens Zeitung in der Badewanne, frühstücken Kaffee und frische Früchte und machen uns in kuscheliger Wohnzimmeratmosphäre auf dem Trampolin fit. Klingt logisch. Oder nicht?

Jedenfalls habe ich mittlerweile so ein Ding bei mir zu Hause. Es steht ganz in der Nähe von meinem Schreibtisch. Damit ich ganz schnell draufsteigen kann, wenn ich vor dem Bildschirm sitze und nicht mehr weiterweiß. Früher hab´ ich mir dann immer eine Zigarette angesteckt. Habe mich meiner Sucht hingegeben. Und heute? Bin ich hüpfsüchtig. Im Ernst. Und mit voller Überzeugung. Warum? Ganz einfach: Auch Boys just wanna have fun.

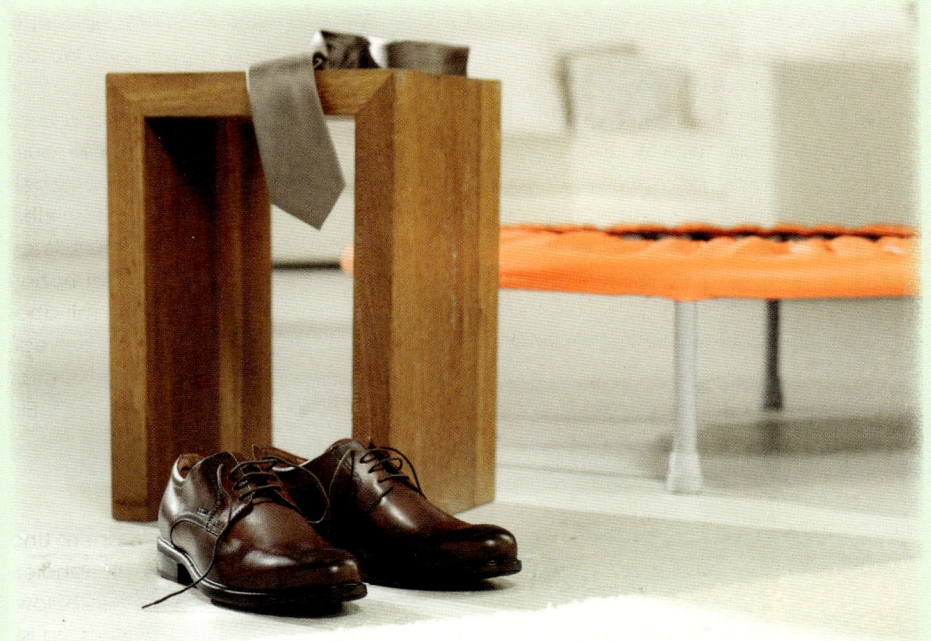

Was ist Fun? Das: Krawatte ablegen, aus den Schuhen schlüpfen, rauf auf das Trampolin. Und Endorphine lösen Arbeitsstresshorme ab.

Mit Musik auf dem Trampolin
Von Jutta Christoph

GIRLS JUST WANNA HAVE FUN

Wir Frauen sind Meister im Ja-Sagen – und Ernten: »Ja, ja, alles gut, packt ruhig noch was drauf«. Und weil wir so lieb sind und so viel können und so viel er-tragen ... kommt irgendwann der Burn-out. Nun, eigentlich ist es ja folgendermaßen: Auch wir Girls just wanna have fun. Nur den Knopf zu drücken trauen wir uns oft gar nicht mehr. Wo ist er nur??? Und genau hier hilft uns das kleine runde Wundertuch. Es macht uns schwupp-di-wupp zum Kind.

Für mich ist das Trampolin das ultimative Anti-Stress-Tool. Kurz: Es steht einfach dort, wo ich Spaß haben will. Am Schreibtisch. Es ist effektiv, zeitsparend, macht fröhlich und lässt die Gedanken fließen, es entsäuert den Körper – es entstresst, entgiftet, entfettet ... Und besonders dann, wenn man es mit Schwung benutzt. So mit 137 bpm (Beats per Minute), mit Abba und manchmal auch noch mit den Granulat-Hanteln. Tanzen auf dem Trampolin ist für mich der größte Spaßfaktor. Einfach eine CD einlegen, und die Gravitationskräfte ackern mit an der Laune – und an den Pölsterchen.

Mit dem Mini-Trampolin bringen auch Menschen mit wenig Zeit Bewegung in ihr Leben. Ich spare mir die Zeit für den Weg ins Fitness-Studio. Ich mach' einen Zehnkilometer-Lauf während Dr. House einen schwierigen Fall löst. Und bei mir lösen sich Verspannungen, die Lymphe fließt, die Muskeln wachsen, das Fett schmilzt – Muskel- und Ausdauertraining in einem. Regelmäßiges Training fährt die Stressresistenz hoch, es stimuliert und beruhigt unsere Energiezentralen Schilddrüse, Hypophyse und Nebenniere – die Drüsen, die für die Produktion von Stresshormonen zuständig sind. Und der Kopf schaltet endlich mal ab beim Hüpfen – gut für alle Kopfmenschen. Man lernt nebenbei aber doch noch etwas. Aber anders, als die meisten von uns das gewohnt sind. Weil Lernen auch ohne Verstand funktioniert, über den Körper. Indem wir neue Körpererfahrungen machen. Diese werden direkt ins Gehirn geschickt und dort verarbeitet.

Sie werden es fühlen: Auf dem Trampolin wird alles leicht. Nicht nur der Körper. Auch die Seele. Bestimmte Fragen oder Situationen, für die man durch intensives Nachdenken keine Lösung findet, bekommen plötzlich eine andere Färbung oder werden unwichtig. Man bekommt einen besseren Zugang zu seinen Gefühlen, zu dem, was einen im Innersten bewegt. Man sieht plötzlich klarer.

DIE RICHTIGEN BEATS FÜRS TRAMPOLIN

Wenn man anfängt zu hüpfen, verändert sich sofort die Mimik. Man muss lächeln. Fühlt sich federleicht, beschwingt, glücklich. Innerhalb von Sekunden. Und das Beste: Jede Körperzelle lächelt mit und schickt die Info gleich weiter ins Gehirn ...

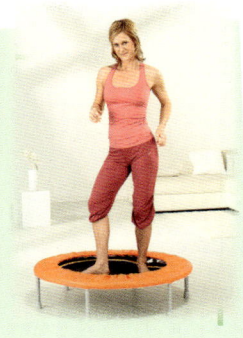

Und jetzt los! Morgens zur Einstimmung in den Tag ist ein 20-Minuten-Tanz-Programm optimal – mit Ihrer Lieblingsmusik laden Sie Ihren ganzen Körper mit Energie und guter Laune für den Tag auf.

KLEINE LISTE VON SONGS MIT 120–140 BPM

120 bpm (Beats per Minute) sind für Nicht-Weltrekordler ideal. Eine britische Studie zeigt, Lieder mit einem Beat von 120 bis 140 verbesserten die Trainingsleistung um 15 Prozent. Und das Beste: Das Training mit Musik empfanden die Versuchspersonen als weniger anstrengend. Weil Musik den Verstand übergeht und direkt ins Herz strömt, ins Stammhirn, ins Mark. Musik regt an – besonders leicht auf dem Trampolin.

Ich habe mir bei iTunes ein paar Lieder mit den optimalen Beats auf meinen iPod runtergeladen – meine persönliche Gute-Laune-Playlist.

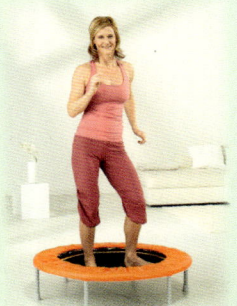

➥ TRAMPOLIN-HITPARADE

1. ABBA: *Gimme! Gimme! Gimme!* (120 bpm) zum Warm-up
2. Daft Punk: *One More Time* (123 bpm) – Warm-up II
3. Emiliana Torrini: *Jungle Drum* (120 bpm) – jetzt geht's langsam los
4. Olivia Newton-John: *Physical* (124 bpm) – für die ersten höheren Sprünge
5. Cher: *Strong Enough* (125 bpm) – für die erste Tanzeinlage
6. Dead or alive: *You Spin Me Round* (128 bpm) – für Ausdauer
7. The Jacksons: *Can You Feel It* (129 bpm) – mitreißend
8. John Paul Young: *Love is in the Air* (130 bpm) – Tempo!
9. Bob Marley: *Sun is Shining* (132 bpm) – Power
10. ABBA: *Mamma Mia* (137 bpm/Beats per Minute) – für die Fettverbrennung
11. Alcazar: *Crying at the Discotheque* (140 bpm) – Tanzen, tanzen, tanzen!
12. Agnes: *Release Me* (128 bpm) – noch ein letztes Mal durchstarten
13. Christopher Cross: *Ride Like the Wind* (125 bpm) – entspanntes Hüpfen
14. Mika: *Relax, Take It Easy* (120 bpm) – Cool Down
15. Joe Dolce: *Shaddap You Face* (120 bpm) – fröhliches Auswippen

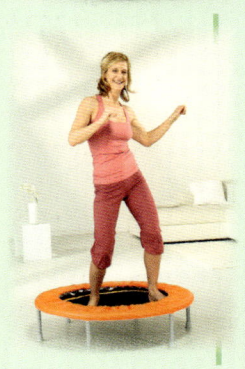

Und zum Schluss noch ein Tipp. Vertrauen Sie Ihrem Gefühl, Ihrer Intuition und Ihrem Körper. Machen Sie Faxen zur Musik, beleben Sie Ihre Gesichtsmuskeln, singen Sie mit oder probieren Sie Tanzschritte auf dem Trampolin. Werden Sie wieder ein bisschen Kind, das sich traut, alles zu denken und auszuprobieren, was es will.

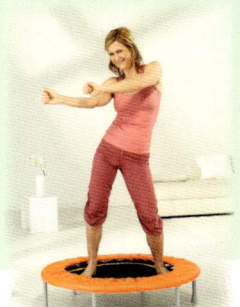

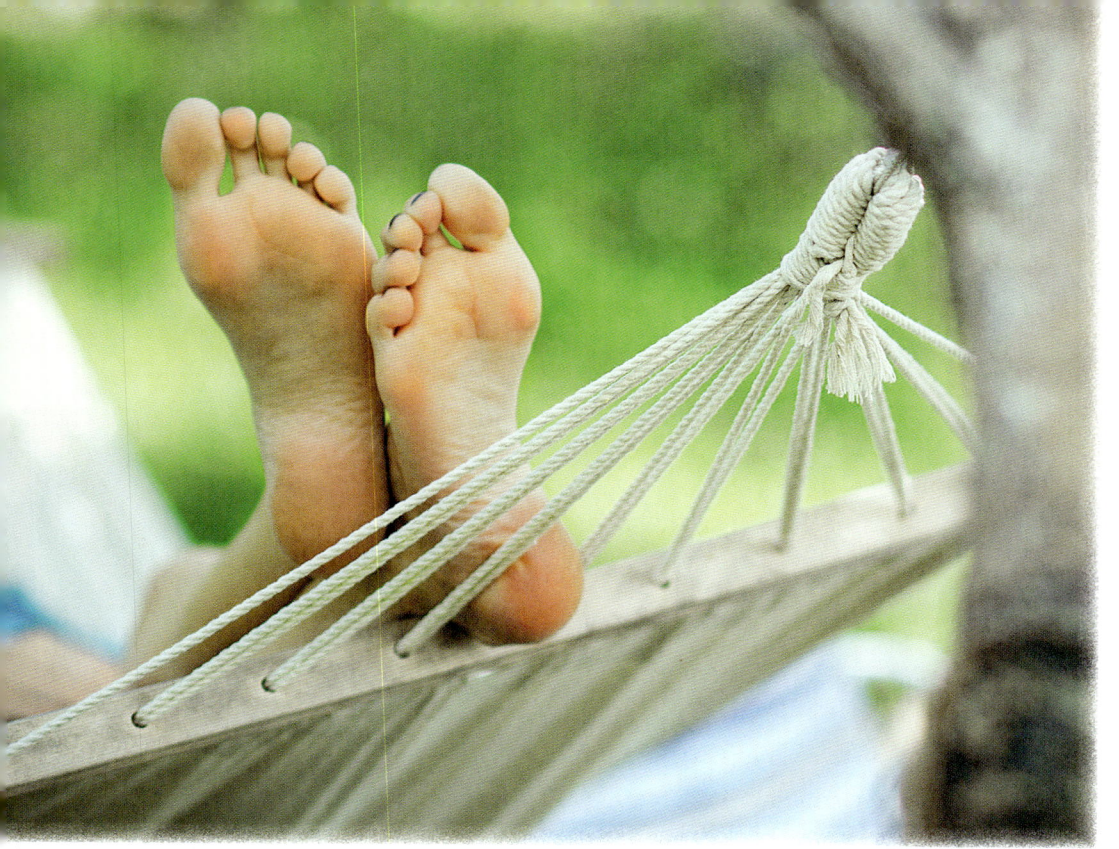

CMM, DAS TRÄGE LEIDEN

Bewegung und Fitness findet jeder wichtig. Nur: Die einen reden darüber, die anderen tun es. Es gibt ein paar ganz einfache Tricks, die Trägheit zu überwinden.

Viele Menschen leiden unter CMM. Dieses Leiden äußert sich so: Man will gesund, fit, schlank werden, verschiebt es aber auf morgen. Und man benutzt ständig das Wörtchen »weil«. Weil ich nicht genug Zeit habe. Weil das Fitness- Studio zu weit weg liegt, weil das Knie zwickt, weil es regnet, weil einem bei der letzten sportlichen Aktivität nach drei Minuten die Luft ausging …

CMM ist die Abkürzung für »Chronischer Mangel an Motivation«. Der hindert einen ständig daran, die einzige Medizin einzunehmen, die wirklich jung hält, schlank, fit und gesund macht: Bewegung. Man hat zwar gute Vorsätze, aber noch mehr Ausreden parat, warum man gerade jetzt das nicht tut, was man »Fitness tanken« nennt. Menschen mit CMM machen die Augen schnell zu, wenn in der Zeitung zu lesen ist: »Jedes Jahr sterben 300.000 Deutsche aufgrund mangelnder Bewegung.« Und sie schauen ganz genau hin, wenn da steht: »Jogger fiel tot um.«

Die Botschaft ist einfach: CMM ist erst ziemlich unangenehm. Dann tödlich. Menschen, die unter CMM leiden und sich nicht bewegen, können sich darauf gefasst machen, dass sie ab 30 oder 40 ständig an vielen unnötigen Zipperlein leiden. Und sie sollten früh ihr Testament schreiben, weil ein Schlaganfall, ein Herzinfarkt oder Krebs ihr Leben verkürzt. Hart, gell? Leider aber wahr. Und ganz leicht zu verhindern.

Ihr Körper reagiert sofort, wenn Sie anfangen, ihn mit Bewegung zu verwöhnen – und wenn Sie dabeibleiben, streift er auch alte Zipperlein ab. Rückenschmerzen verschwinden, die Blutfettwerte verbessern sich. Sind die Adern schon arteriosklerotisch verstopft, kriegen Sie sie durch Bewegung wieder frei. Sind die Fettzellen voll, leert sie nur eines aus: Bewegung. Bewegung entspannt die Rückenmuskeln, ernährt die Bandscheiben, kräftigt Knochen und Gelenke. Auch gegen Arthrose hilft nur eines wirklich: Bewegung.

➥ Man muss es nur tun!

Und das Schönste daran: Es dauert nicht lange, dann spüren Sie, wie gut Ihnen Bewegung tut. Ihrem Körper, Ihrer Seele, Ihrem Geist. Und dann macht Bewegung Spaß. Gehört wie das Atmen zu Ihrem viel glücklicheren Leben.

VIER MITTEL GEGEN CMM

1. Setzen Sie sich Ziele

Alle Menschen, die wirklich Erfolg haben, wissen genau, was sie wollen. Sie sagen, man muss sich ein konkretes Ziel setzen und es unbeirrt verfolgen. Natürlich muss das Ziel realistisch sein – und idealerweise in kleine Zielchen zerlegbar. Großes Ziel: 20 Kilo in einem Jahr abnehmen. Kleines Ziel: in den ersten vier Wochen 4 Kilo. Wie lautet Ihr persönliches Ziel? Abnehmen, sich fit fühlen, Blutfettwerte runterkriegen, Depressionen loswerden? Und wie lautet das Ziel konkret? 5 Kilo? Cholesterin 180? Schreiben Sie Ihr konkretes Ziel ganz groß auf einen Zettel und hängen Sie ihn an den Spiegel. Und kontrollieren Sie immer mal wieder, wie weit Sie auf dem Weg dorthin sind.

2. Tun Sie den ersten Schritt

Sie kennen den alten Spruch: »Was du heute kannst besorgen, das verschiebe nicht auf morgen.« Nehmen Sie die Weisheit ernst. Psychologen haben nämlich tatsächlich herausgefunden, dass die meisten Menschen nur binnen 72 Stunden nach ihrem Entschluss aktiv werden. Also: Worauf warten? Gehen Sie in die Stadt und holen Sie sich ein Trampolin. Oder bestellen Sie es (auf Seite 143 finden Sie eine Bezugsquelle).

Fangen Sie an zu trainieren, sobald das Trampolin bei Ihnen zu Hause aufgestellt ist. Aber übertreiben Sie es nicht. Machen Sie anfangs kleine Schritte. Auch fünf, zehn Minuten sind schon prima. Übrigens: Ein Schrittzähler macht Schritte auf einmal wertvoll, nur weil wir zählen. Der funktioniert auch auf dem Trampolin.

3. Machen Sie aus dem Trampolinspringen ein Ritual

Heute versteht man unter einem Ritual das Zelebrieren des Wesentlichen. Was ist Ihnen wesentlich? Ihr Körper, Ihre Gesundheit, Ihr Glück. Rituale verankern Sinnvolles im Tag, vermitteln Freude, Schutz und Sicherheit, entspannen, laden unsere Batterie auf. Ein Ritual ruft eine Verwandlung hervor – macht Sie zum Beispiel zum schlankeren, gesünderen, bewussteren Menschen. Rituale haben die Kraft, Gewohnheiten zu brechen. Brechen Sie mit der Bewegungslosigkeit! Machen Sie das Trampolinspringen zu einem Ritual. Indem Sie es zu einer festen Zeit (warum nicht bei der trägen Gewohnheit fernzusehen?) in Ihr Leben einplanen und es täglich genießen – mit allen Sinnen.

4. Dokumentieren Sie Ihre Erfolge

Wer seine Erfolge dokumentiert, hat seine Siege schwarz auf weiß. Und das motiviert ungemein, weiterzumachen. Führen Sie also ein Tagebuch, in dem Sie täglich Ihr Training festhalten und Ihre Erfolge kontrollieren. Dokumentieren oder bewerten Sie zum Beispiel folgende Stichpunkte: Ruhepuls, Belastungspuls (Seite 57), Trainingsdauer, Laune, Vitalität und Gewicht (oder besser: den Körperfettanteil, Seite 32, 36). Damit optimieren Sie Ihr Training, weil Sie es immer neu an Ihre Kondition anpassen können. Übrigens: Wenn's mit dem Training mal nicht so gut klappt – wunderbar! Das zeigt doch nur: Sie sind keine Maschine, Sie sind ein Mensch.

Trainingstagebuch

TRAININGSTAGEBUCH FÜR EINE WOCHE

Einfach kopieren und täglich ausfüllen:

TAG	1	2	3	4	5	6	7
Datum							
Ruhepuls							
Belastungspuls							
Trainingsdauer							
Gewicht bzw. Körperfettanteil							
Laune							
Vitalität							
Anmerkungen							

DER WEG ZUM FITNESS-ERFOLG:

WAS SIE RUNTERZIEHT, WAS SIE BEFLÜGELT

➥ SCHWERGEWICHTE

Für den Sprung in ein leichteres, gesünderes Leben müssen Sie ein paar Hürden nehmen:

Angst: Wer Angst vor Bewegung hat, minimiert sie – vom Zähneputzen bis zum Liebesakt in der Nacht. Meist hat man Angst, weil man fürchtet, sich zu blamieren. Stellen Sie das Trampolin an einen Ort, an dem Sie anfangs ganz alleine und unbeobachtet springen. Sie werden sich leicht fühlen – die Angst verlieren.

Schwere Gefühle: Ein schwerer Körper macht ein schweres Gefühl. Auf dem Trampolin fühlt man sich leicht, das bleibt für den Tag – und man bewegt sich mehr.

Die Thrifty-Gene: Aus der Eiszeit haben viele noch diese Geiz-Gene. Sie diktieren: nicht bewegen, viel essen, Fett anlegen. Denn wer gut Fett speichern konnte, hatte höhere Überlebenschancen. Diese Gene kann man austricksen: mit dem Trampolin.

Fernseher: Neuerdings erradeln sich die dicken Kinder in den USA den Strom fürs Kinder-Programm. Denn US-Forscher haben festgestellt: Das Gewicht wächst mit der Zahl der vor dem Fernseher verbrachten Stunden. Künftig wächst es auch hierzulande nicht mehr. Davor steht das Trampolin.

Waagenfrust: Lassen Sie sich nicht von Ihrer Waage die Laune verderben. Frust macht dick. Fühlen Sie lieber in sich hinein. Mit jedem Trampolin-Tag, den Sie sich schlanker fühlen, nehmen Sie leichter ab. Wiegen Sie sich nur einmal die Woche, am besten auf einer Körperfett-Waage. Sie misst Fett- und Muskelmasse. Da Sie auf dem Trampolin zwar Fett verlieren, aber zugleich Muskeln zulegen, kann eine normale Waage den Erfolg nicht anzeigen, denn Muskeln sind schwerer als Fett.

Stress: einer der stärksten Dick- und Krankmacher. Stress greift in den Hormonhaushalt und in den Stoffwechsel ein – steuert in Richtung dick, in Richtung Herzinfarkt. Mit der Achtsamkeitsübung auf Seite 126 entkommen Sie der Stressfalle.

Trägheit: Der Sessel ist zu weich. Man kommt einfach nicht hoch. Gegen die Trägheit im Kopf hilft nur die Erfahrung: »Das tut mir gut.« Die ersten vier Wochen muss man aufs Trampolin, ohne vorher nachzudenken. Aufstehen und drauf ... Täglich. Nach vier Wochen weicht die Trägheit dem Ich-will-jetzt-unbedingt-Gefühl.

➥ LEICHTGEWICHTE

Das lässt Ihnen Flügel wachsen und führt zum Erfolg in Richtung schlank & fit:

Serotonin: Wippen Sie sich täglich in die Leichtigkeit des Seins. Das Trampolin lockt im synaptischen Spalt im Gehirn die Moleküle der Gefühle, den Botenstoff des Glücks namens Serotonin. Serotonin bremst den Appetit aus, macht gute Laune. Gute Laune macht schlank – und überzeugt davon, weiterzuhüpfen.

Regelmäßigkeit: Um fit & schlank zu werden, sollten Sie sich nicht nur ein- oder zweimal die Woche bewegen. Sondern jeden Tag. Nicht die Intensität ist wichtig, sondern allein die Regelmäßigkeit. Tägliche Bewegung kurbelt den Stoffwechsel an, Sie verbrennen mehr Kalorien – auch wenn es nur 10 Minuten sind. Natürlich können Sie joggen gehen, walken, inlineskaten, schwimmen. Machen Sie Ihren Sport auf alle Fälle weiter. Nur: Manchmal spielt das Wetter nicht mit, manchmal die Zeit. Der Anblick des Trampolins zu Hause macht jede Ausrede zunichte.

Sauerstoff: Wie bringen Sie ein Feuer zum Lodern? Mit Sauerstoff. Genauso entfachen Sie das Feuer in Ihren Fettverbrennungsöfchen, den Mitochondrien in der Muskelzelle. Mehr Sauerstoff verbrennt mehr Fett – und Sie haben viel, viel mehr Energie, die Sie beim Erreichen Ihrer Ziele (Seite 29) antreibt. Wie bringen Sie mehr Sauerstoff in Ihren Körper? Mit dem Trampolin. Dr. Rentström von der Schwedischen Sporthochschule in Stockholm fand heraus: In 5 Minuten auf dem Trampolin tanken Sie so viel Sauerstoff wie bei einem Lauf über 3 Kilometer.

Trinken: Zum Fit- und Schlankwerden gehört die Flasche – sie sollte Sie den ganzen Tag begleiten. Trinken Sie jede Stunde ein Glas Wasser daraus. Sehen Sie dieses Glas Wasser als einen klaren Bach, der alle Schlackenstoffe und Gifte aus Ihrem Körper spült und ihm dabei hilft, von seinem Fett zu lassen – und der Sie aus der Erschöpfung holt. Mehr über Entgiftung lesen Sie ab Seite 48.

Der Termin: Machen Sie jeden Tag einen Termin mit sich und dem Trampolin. Planen Sie diesen Termin fest in Ihren Tagesablauf ein. Legen Sie ihn so, dass zwischen den Termin kein Anruf kommt, »ich-muss-mal schnell ... «, kein Chef. Es ist Ihr Termin mit der Gesundheit, mit dem Glück.

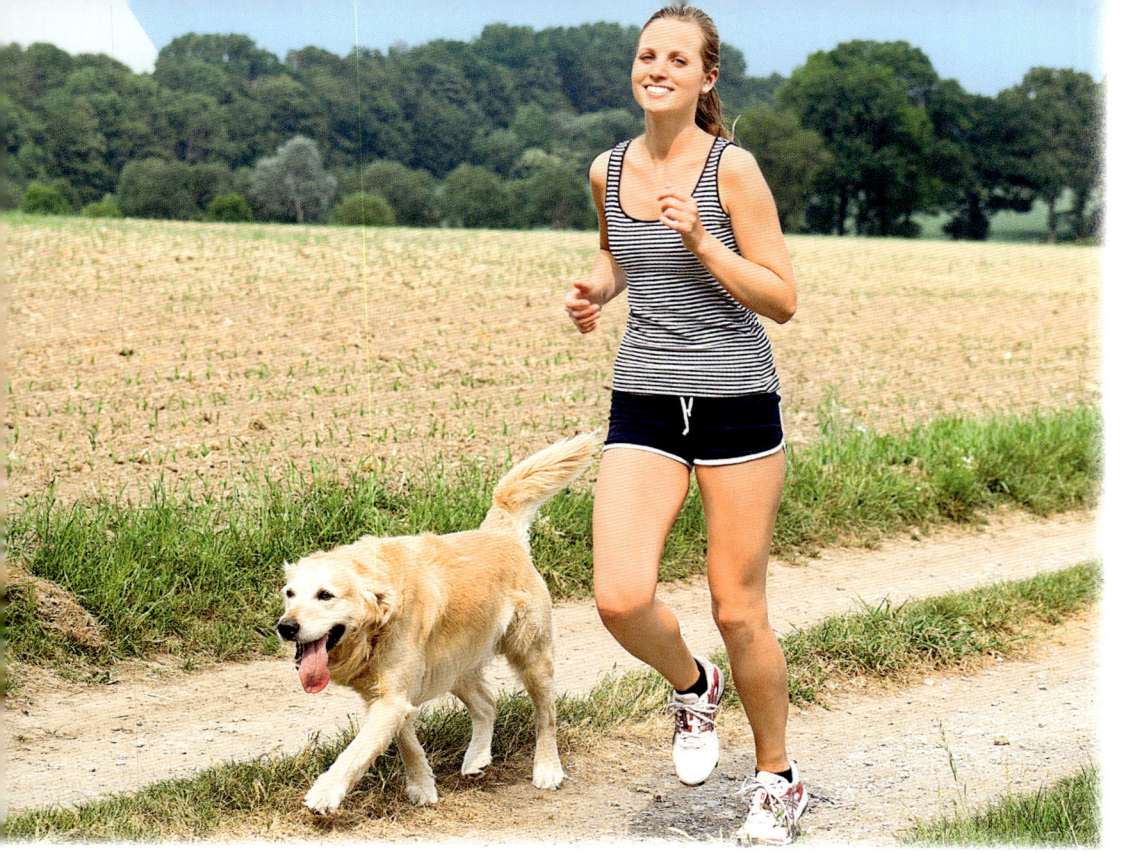

WIE VIEL BEWEGUNG BRAUCHT DER MENSCH?

In unserem biologischen Programm ist der Virus drin. Statt das zu tun, was in den Genen steht, nämlich »Beweg dich«, drückt uns viel zu oft die Trägheit in den Sessel. Das kostet Lebensfreude und Lebensjahre. Der Impfstoff: Fangen Sie an … Als der Mensch beschloss, vom Baum zu steigen und sich aufzurichten, zögerte er nicht lange und lief los. Er musste laufen. Für sein Essen, um sein Leben. Bis zu 40 Kilometer pro Tag liefen unsere Ahnen, um sich abends ein Antilopensteak, eine Mammutkeule braten zu können. In unserem genetischen Programm steht also: »Beweg dich, jag deinem Essen nach, und dann ruh dich aus!« Das tut der moderne Mensch nicht. Er geht etwa

800 Meter am Tag. Den Rest verbringt er damit, seine evolutionäre Errungenschaft, aufrecht durchs Leben zu laufen, zunichte zu machen. Wenn er nicht liegt, dann sitzt er. Wenn er sich vorwärtsbewegt, dann im Auto, im Aufzug, auf der Rolltreppe. Und das hat gewichtige Folgen: 67 Prozent der Männer und 50 Prozent der Frauen haben Übergewicht. Jeder fünfte Deutsche leidet an Fettsucht (Adipositas) – Tendenz: zunehmend. Und am schlimmsten ist: Jedes fünfte Kind ist zu dick. Wird gehänselt, wächst traurig auf zum kranken Erwachsenen.

DAS MEDIKAMENT DES JAHRHUNDERTS

… heißt ganz einfach: Bewegung. Wer sich bewegt, wird nicht dick, erkrankt nicht am Herz-Kreislauf-System, kriegt keinen Diabetes, leidet nicht unter Gelenk- und Rückenproblemen, beugt Infektionskrankheiten vor – ja sogar Krebs. Das weiß man. Dazu gibt es Tausende von Studien. Auch die Seele profitiert: Ausdauersport vertreibt Depressionen, hilft gegen Burn-out, chronische Müdigkeit und verhindert Panikattacken. Bewegung ist das Medikament des Jahrhunderts – süß, sobald man es in der richtigen Dosis

probiert, und ohne Nebenwirkungen, wenn man sich an die Gebrauchsanleitung für seinen Body hält. Aber nur jeder Zehnte nimmt's. Gerade mal 13 Prozent der Deutschen bewegen sich regelmäßig. Und immer noch machen es viele falsch. Zapft man Freizeitsportlern im Park oder Langläufern an der Loipe einen Tropfen Blut ab und misst den Milchsäuregehalt (Laktatwert), dann sieht man: Jeder Zweite überlastet sich, übersäuert seinen Körper und sportelt damit umsonst.

Die richtige Dosis

Wer in der Woche 2500 bis 3000 Kalorien durch Ausdauersport verbrennt, verlängert sein Leben, beugt all den Zivilisationskrankheiten vor. Das entspricht 3,3 bis 4 Stunden auf dem Trampolin – denn eine Stunde Trampolinspringen verschlingt etwa 750 Kalorien.
In den Genen steht: Bewege dich täglich. Und das rät zum Beispiel Fitness-Papst Dr. Ulrich Strunz oder auch das US Department of Health (die amerikanische Gesundheitsbehörde): »30 Minuten oder mehr moderate körperliche Aktivität an den meisten, am besten an allen Tagen der Woche.« Nehmen Sie sich vor, sich täglich zu bewegen. Dann können Sie am siebten Tage ruhig ruhen. Wenn Sie be-

reits walken, laufen, skaten, schwimmen, Rad fahren … dann tun Sie das natürlich weiter! Setzen Sie das Trampolin einfach zusätzlich ein: dann wenn es Ihnen an Zeit mangelt, dann wenn das Wetter nicht mitspielt, wenn Sie nebenbei einen Blick auf Ihre Kinder werfen müssen. Und dafür gilt die Regel: 10 Minuten sind gut, 30 Minuten sind besser, mehr als 45 Minuten bringen nichts.

Der Check-up beim Sportmediziner

Bevor Sie nun anfangen, Bewegung in Ihr Leben zu integrieren, könnte der erste Schritt der zum Sportmediziner sein. Er macht einen Laktattest (kostet etwa 50 Euro), bestimmt den Körperfettgehalt, macht ein Belastungs-EKG und liest Fitness-Faktoren in Ihrem Blut.

Profisportler trainieren nicht, ohne ihren Laktatspiegel zu kennen.

Der Laktattest funktioniert folgendermaßen: Sie laufen auf dem Laufband oder treten auf dem Fahrrad-Ergometer, die Belastung wird stufenweise höher dosiert, und der Sportmediziner misst den Laktatwert in dem Tropfen Blut, den er Ihnen abzapft. Er spürt auf, bei welcher Belastung Ihr Körper sauer reagiert. Bei vielen, die lange keinen Sport getrieben haben, reicht schon ein bisschen Belastung, und der Laktatwert springt über 4, die magische Grenze.

Mehr als 4 mmol/l Laktat kann der Körper nicht so schnell wieder abbauen. Die Milchsäure vergiftet den Körper, macht müde, verspannt, zerstört das Immunsystem. Deswegen sollte man mit einem Puls trainieren, der garantiert, dass der Laktatwert im Blut unter 4 bleibt. Das tut er, wenn der Muskel ausreichend Sauerstoff bekommt und Fett verbrennt. Und dieser Puls ist sehr, sehr individuell. Aber ganz wichtig für Ihr Training. Wenn Sie ein bisschen aufmerksam auf Ihren Körper hören, dann fühlen Sie auch, wenn Sie richtig trainieren. Mehr dazu ab Seite 54.

Und wenn's schon zwickt und zwackt?

Walter und Linda sind gemeinsam alt geworden. Sie steuern auf Mitte 70 zu. Nur: Besonders genießen können sie das nicht. Walter hat einen hohen Blutdruck, sein Bauch ist rund. Bei seinem ersten Herzinfarkt hat man festgestellt: Diabetes. Er kann kaum drei Treppenstufen gehen, ohne anzuhalten und Luft zu holen. Auch Linda kann kaum laufen, sie hat Arthrose in beiden Knien. Der Rücken schmerzt oft, der Kopf auch. Der Tinnitus in ihrem

Ohr klingelt seit einigen Jahren. Beide sagen: »Wir sind krank und müde. Das ist halt so, wenn man alt wird.« Ist so, muss aber nicht sein. Bewegung heilt viele Zipperlein. Lange Rede, kurzer Sinn: Eines Tages brachte ihre Enkelin Bettina ein Trampolin vorbei. Mit Haltegriffen. Linda schlug die Hände über dem Kopf zusammen und hat nur gesagt: »Kannst es wohl nicht erwarten. Ich soll mir gleich das Genick brechen.«

Walter lachte beim Anblick des kleinen Artisten-Geräts so herzlich, dass er knallrot anlief und fast sein Nitro-Spray fürs Herz gebraucht hätte. »Bitte steig einfach mal drauf.« sagte Bettina. »Nein, lieber nicht, ich trau' mich nicht.« »Komm, zieh die Schuhe aus, ich halte dich.« Und so brachte Bettina ihre Großeltern dazu, das Trampolin zu testen. Walter und Linda hüpften jeder etwa eine Minute lang. Und es gefiel ihnen. In den nächs-

ten vier Wochen bauten sie ganz langsam das Hüpfen auf dem Trampolin in ihr Leben ein. Anfangs eine Minute, dann zwei am Stück, später fünf. Dann zehn. Dann dreißig. Die Balance-Probleme schwanden, Walters Bauch schmolz sichtlich dahin, Linda konnte immer häufiger schmerzfrei laufen, die Kondition wuchs – und auch die Freude am Leben. Beide lachten wieder viel mehr und waren nicht mehr ständig müde.

Für das Trampolin ist es nie zu spät. Selbst dann nicht, wenn man meint, nicht darauf stehen zu können. Man muss nur ganz, ganz langsam damit anfangen. Einfach wippen, sich nicht überfordern. Auf Seite 106 finden Sie das Fatburner-Programm für Einsteiger. Vorher mit dem Arzt sprechen – und warum nicht das Training mit dem Physiotherapeuten beginnen, bis man sich sicher ist?

Tipp

DAFÜR IST ES NIE ZU SPÄT

Sie haben einmal einen Blankoscheck für Kondition, Kraft, Leistungsfähigkeit mit auf die Welt bekommen. Den einzulösen, ist es nie zu spät. Auch wenn Sie lange unbeweglich waren, können Sie Ihre Muskeln wieder zum Leben erwecken. Fangen Sie einfach an. Auch wenn Sie 50 Jahre lang keinen Sport getrieben haben, ist es für den Spaß an der Bewegung nie zu spät. Starten Sie einfach mit wenigen Minuten. Und hängen Sie immer mal wieder eine weitere Minute an. Auch mit 80 können Sie noch auf dem Trampolin springen. Sprechen Sie doch einfach einmal mit Ihrem Arzt!

Früh übt sich: Ein Pummel namens Benjamin

Benjamin ist zehn Jahre alt. In die Schule geht er nicht gerne. Am meisten hasst er die Sportstunde. So sehr, dass er am jeweiligen Tag häufig Fieber bekommt – und zu Hause bleiben darf. Benjamin ist dick. Wie jedes fünfte Kind heute. Und er leidet darunter. Seine Mitschüler hänseln ihn. Er geniert sich, wenn er im Sportunterricht auf das Pferd plumpst und alles laut lacht. Seinen Kummer erstickt Benjamin mit Süßigkeiten, mit Pommes, in die er sein ganzes Taschengeld investiert. Die ihn heißhungrig machen auf mehr: mehr Süßes – mehr Trost.

Weil Benjamin öfter dieses unerklärliche Fieber bekommt, geht seine Mutter mit ihm zum Kinderarzt. Der findet kein Virus, keine Blinddarminfektion. Nur das: Das Kind ist so übergewichtig, dass es schon hohe Cholesterinwerte hat und einen hohen Blutzuckerspiegel. Benjamin wird wie 80 Prozent seiner Leidensgenossen zum dicken, kranken Erwachsenen – wenn er nichts dagegen tut. Dass auch seine Seele leidet, ihm Fieber macht, ahnt der Kinderarzt. Er empfiehlt der Mutter: »Ernährungsberatung plus Kindertherapie.« Die Ernährungsberaterin zieht der Mutter sanft, aber bestimmt die Ohren lang: Das Übergewicht komme aus dem Kochtopf der Eltern. Sie solle wieder mehr Zeit in die Zubereitung des Essens stecken, nicht nur Fertigprodukte und Tiefkühlkost servieren. Mehr frisches Obst und Gemüse, weniger tierische Fette und weniger industrielle Kohlenhydrate. Frisch gepresste Fruchtsäfte und Gemüsesäfte statt Limonaden und Fruchtnektar. Statt des »Kinderjoghurts« aus der Werbung Naturjoghurt mit Honig und frischen Früchten. Statt Süßigkeiten mit künstlichen Farbstoffen viele, viele bunte Trockenfrüchte.

Die Kinderpsychotherapeutin verordnet Benjamin ein Trampolin. Das kann er jeden Tag benutzen – und zu Hause, wo ihn niemand hänselt, sein Fett verbrennen, Spaß an der Bewegung lernen und ein gutes Körpergefühl entwickeln. Das Training auf dem instabilen Untergrund fördert das Selbstbewusstsein und die Koordination.

Ein Jahr später, nach vielen Stunden auf dem Trampolin, mit und ohne »Löwenzahn und Peter Lustig«, sprang Benjamin, 11,3 Kilo leichter, mühelos über das Pferd, schaffte 11 Klimmzüge am Reck. Und keiner lachte mehr über ihn.

Ab Seite 129 finden Sie ein Trampolin-Programm für Kinder.

Test

RISIKO-CHECK

SIND SIE FLUGTAUGLICH?

Ist das Trampolin etwas für jedermann? Ja. Im Grunde genommen ist es ungefährlich. Das Kind kann darauf wippen, der 99-jährige Langlebenskünstler auch – wenn Sie die Regeln befolgen:

➡ TRAININGSREGELN

1. Nicht hoch springen, wenn Sie kein kleiner Athlet sind.
2. Langsam anfangen, sich nicht zu viel abverlangen.
3. Mit dem richtigen Puls trainieren (Seite 74).
4. Bei Gleichgewichtsstörungen Haltegriffe anbringen (Seite 70, 143).
5. Auf keinen Fall dürfen Sie trainieren, wenn Sie krank sind. Gönnen Sie Ihrem Körper Ruhe zur Genesung. Danach machen Sie mit neuer Energie weiter.

➡ DER CHECK BEIM ARZT

Haben Sie schon seit einigen Jahren keinen Sport mehr getrieben? Oder sind Sie über 40 Jahre alt? Dann lohnt es sich sowieso, einmal einen Arzt aufzusuchen und sich durchchecken zu lassen. Und dann kann man auch einen Laktattest für die Bestimmung des individuellen optimalen Trainingspulses machen (Seite 36).

➡ VORSICHT, RISIKO!

Lesen Sie die folgenden Fragen. Wenn Sie auch nur eine mit Ja beantworten, sprechen Sie in jedem Fall erst einmal mit Ihrem Arzt!

☐ Leiden Sie unter einer Herzerkrankung?
☐ Haben Sie einen zu hohen Blutdruck?
☐ Geraten Sie beim Treppensteigen oder schnellen Gehen manchmal in Atemnot, wird Ihnen schwindelig oder spüren Sie ein Brennen, Stechen oder Engegefühl in der Brust?
☐ Fühlen Sie sich oft müde und abgeschlagen?
☐ Haben Sie stärkere Beschwerden in Gelenken und/oder der Wirbelsäule?
☐ Haben Sie X-Beine?
☐ Leiden Sie unter Leukämie?
☐ Leiden Sie unter einer akuten Entzündung?
☐ Sind Sie schwanger?

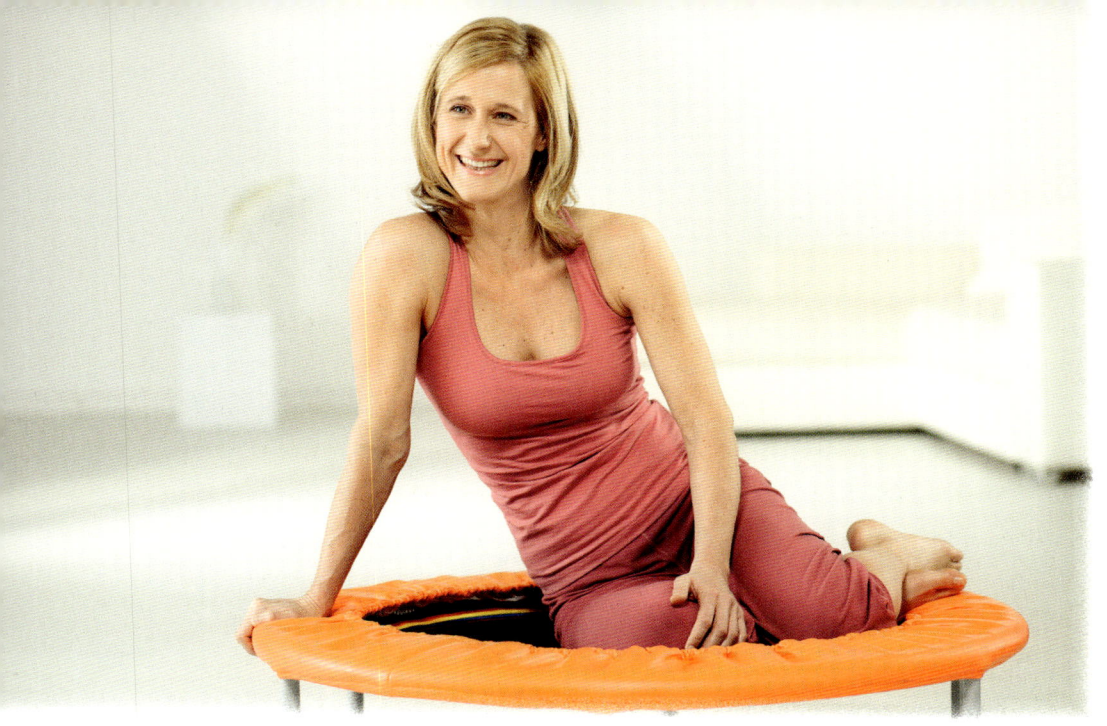

MEDIZIN FÜR 70 BILLIONEN KÖRPERZELLEN

Das Trampolin ist Ganzkörper-medizin. Vom Gehirn bis zur Fußsohle profitiert jede einzelne Zelle. 70 Billionen Körperzellen trainieren mit. Jede Zelle wird massiert. Das hat viele Vorteile. Trampolinspringen putzt die Gefäße durch, baut arteriosklerotische Veränderungen wieder ab, hält das Herz jung, den Geist wach, die Haut geschmeidig, das Knochengerüst beweglich, die Libido stark, die kleinen Stoffwechselarbeiter namens »Enzyme« wirken optimal.

ÜBERZEUGENDE WIRKUNGEN
Stabile Knochen

Wer sich zu wenig bewegt, läuft Gefahr, Knochenmasse zu verlieren. Die Mediziner nennen das Osteoporose, der Volksmund »Knochenschwund«. Es wird mehr Konochensubstanz ab- als aufgebaut. Frauen sind aus hormonellen Gründen doppelt so häufig betroffen wie Männer. Etwa vier Millionen Deutsche leiden unter Osteoporose, die sich anschleicht und ab 50 bemerkbar macht. Die Folgen:

Witwenbuckel, die Wirbel sacken zusammen. Knochen brechen, Oberschenkelhälse brechen – jeder Sturz wird zur großen Gefahr. Dabei kann man so einfach vorbeugen. Mit dem Trampolin. Und nicht erst, wenn es zu spät ist. Schon in jungen Jahren legt man sich den Knochenschutz für das Alter an. Die Bewegung gegen die Schwerkraft pumpt die Knochen mit Kalzium voll. Zahlreiche Studien belegen das: Krafttraining ist ein wirksames Mittel gegen Osteoporose. Bei Frauen mit leichter Osteoporose nimmt die Knochenmasse sogar wieder zu!

Gute Gelenke

Wer seine Glieder regt, versorgt Bänder, Sehnen, Knorpel und Gelenke mit Nährstoffen. Hält sie elastisch und jung. Wer mit Übergewicht joggen geht, riskiert aber eine Überlastung der Gelenke – jeder Schritt belastet sie mit einem Stoß in Höhe des dreifachen Körpergewichts. Auf dem Mini-Tramp hingegen wird das Körpergewicht sanft abgefedert, werden die Gelenke von den Zehen bis zum Nacken mit Nährstoffen versorgt. Immer mehr Physiotherapeuten oder Sportmediziner raten auch bei Rückenschmerzen: »Wippen Sie auf dem Trampolin.« Das sanfte Wippen oder Walken kräftigt die Wirbelsäule. Die Bandscheiben, die elastischen Blättchen zwischen den Wirbeln, werden nicht über Blutgefäße versorgt, sondern über die Lymphe. Und die tut, wenn Sie sitzen, nichts. Trampolintraining kurbelt das Lymphsystem an, hält die Bandscheiben elastisch und wappnet sie gegen Verletzungen – und es trainiert die Tiefenmuskulatur. Baut dem Rücken ein natürliches Korsett. Verstärken können Sie die Wirkung durch ein Flexband, das zusätzlich Arm- und Rückenmuskulatur kräftigt. Haben Sie auf dem Mini-Tramp einige Pfunde weggeschmolzen und eine gute Portion Kondition getankt, können Sie immer noch die Laufschuhe schnüren.

Tipp

WEG MIT DEN SCHMERZEN

Der rhythmische Wechsel zwischen Anspannung und Entspannung trainiert Schmerzen weg. In der Luft fühlen Sie sich schwerelos, Ihre Muskeln können richtig entspannen, Verspannungen lösen sich. Und Verspannungen sind der Grund für viele Schmerzen im Rücken und im Kopf.

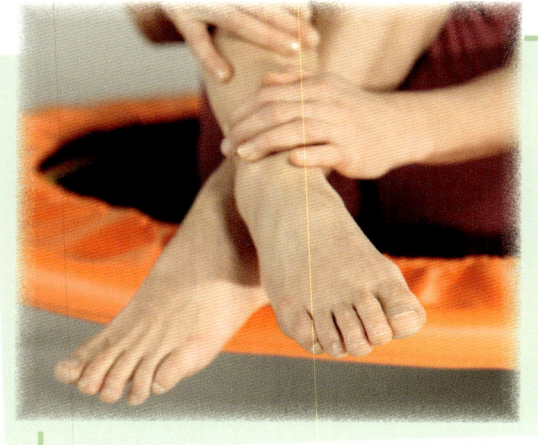

DAS MACHT DIE FÜSSE SENSIBEL

Weil Sie nicht wie Ihre Ahnen barfuß durchs Leben tapsen, verkümmern die Nervenenden an den Fußsohlen. Und Sie stehen irgendwann nicht mehr sicher im Leben. Durch das Training auf dem Trampolin wecken Sie die Rezeptoren und entwickeln sensible Fußsohlen, auf denen Sie viel besser durchs Leben gehen.

Wacher Geist

Auf dem Trampolin wachen Sie auf – und werden jeden Tag jünger. Das Auf und Nieder fördert die Durchblutung der Muskulatur und der inneren Organe, auch des Gehirns. Mit dem Blut werden Sauerstoff und wichtige Nährstoffe in die Organe gepumpt. Und das macht sie fit. Nach dem Workout fühlen Sie sich frisch, wach, voller Tatendrang – und voller kreativer Ideen.

Sie haben eine linke und eine rechte Gehirnhälfte. in der linken sitzt die Logik, das analytische, mathematische Denken, die Ordnung, die Disziplin. Im rechten Teil speichern wir Bilder, Emotionen und Gesichter. Dort sitzen die Intuition und die Fähigkeit zum Träumen. Aus dem Miteinander der beiden Gehirnhälften entspringt Kreativität. Trampolinspringen lehrt beide Hirnhälften, besser miteinander zu kooperieren. Ein Trampolin sollte eigentlich in jedem Büro stehen. Bleiben die Ideen aus: kurz springen – und schon fliegen die Gedanken. Übrigens: Regelmäßige Bewegung lässt auch neue Datenautobahnen im Kopf wachsen, verbessert die Hirnleistung.

Sauberes Blut

Das Trampolinspringen senkt zu hohen Blutdruck. Es macht die Gefäßwände elastischer. Regelmäßige Bewegung sorgt dafür, dass das schlechte Cholesterin (LDL) sinkt und der gute HDL-Wert ansteigt, dass Blutfettwerte sinken und Blutplättchen nicht mehr so leicht verklumpen. Das beugt Arteriosklerose und

Thrombosen vor und damit Herzinfarkt und Schlaganfall. Bewegung züchtet auch wieder Insulinrezeptoren an die Zellen, normalisiert den Blutzucker und macht Insulinresistenz, die Vorstufe des Diabetes, rückgängig. Sie trainiert den Stoffwechsel in Richtung schlank. Übrigens: Saubere Blutgefäße wirken auch in der Körpermitte, machen potent.

Fröhliche Seele

Die Wahrnehmung des eigenen Körpers – das Spiel der Muskeln, das gleichmäßige Auf und Ab, der tiefe, regelmäßige Atem – verdrängt jede Sorge. Zugleich öffnen sich die Sinne. Sie werden wacher, konzentrierter. Sie grübeln nicht im Gestern, fürchten nicht das Morgen. Aller Gedankenballast verschwindet, und das löst Euphorie aus. Leichtigkeit pur. Ein Strahlen der Seele. Ich höre immer wieder von den Trampolin-Fans: Seit ich hüpfe, bin ich viel besser drauf. Viele Studien zeigen, dass Menschen, die anfangen sich zu bewegen, emotional stabiler werden, selbstsicherer, entspannter, lockerer. So, dass sie in allen Lebensbereichen mehr Aktivität entfalten. Menschen mit Burnout, Depressionen und/oder Angstattacken wird neuerdings immer häufiger das Trampolinspringen empfohlen. Studien

zeigen: Bewegung wirkt genauso gut wie Medikamente. Probieren Sie es einfach aus. Tanken Sie Glück pur. Gewinnen Sie Selbstbewusstsein und neue Energie. Sie werden sehen: Jeder Sprung bringt Sie auch im Leben ein Stückchen weiter.

Gute Koordination

Astronauten bereiten sich mit gezielten Trampolinübungen auf ihre Flüge ins All vor. Damit schulen sie Orientierungssinn und Bewegungssteuerung in der Schwerelosigkeit. Auch wenn Sie mit beiden Beinen fest auf dem Boden bleiben wollen – regelmäßiges Training auf dem Mini-Trampolin verbessert neben Ihrer Kondition auch Ihr Gleichgewichtsvermögen. Muskeln und Nerven arbeiten effizienter zusammen. Sie werden geschickter, Ihre Bewegungen geschmeidiger, Ihre Reaktionen viel schneller. Ein Trampolin-Geübter tritt, wenn der LKW vor ihm ausschert, viel eher auf die Bremse.

Noch ein Plus: Trampolinspringen ist Krafttraining ohne Hanteln. Und Sie trainieren alle Muskeln zugleich, von der Fußspitze bis zum Gesicht. Ihr Gewinn: ein straffer Körper, eine gute Haltung und eine bessere Fettverbrennung.

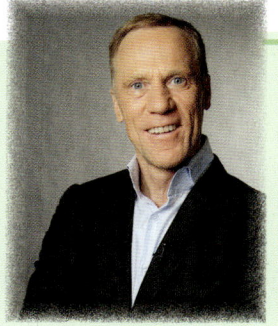

INTERVIEW MIT PROF. DR. INGO FROBÖSE

Prof. Dr. Ingo Froböse ist der Leiter des Zentrums für Gesundheit an der Deutschen Sporthochschule Köln. Er selbst springt auf dem Trampolin: »weil's Spaß macht – und gesund ist«.

DAS TRAMPOLIN IST MEDIZIN – FÜR KÖRPER, GEIST UND SEELE

Finden Sie nicht auch, ein Trampolin gehört wie die Zahnbürste in jeden Haushalt?

Es sollte in jedem Fall dort stehen, wo es Spaß macht. Nicht jeder mag Kaviar, nicht jeder mag Bier. Was für das Essen gilt, gilt auch für den Sport: Der eine geht gerne ins Wasser, der andere nicht. Manche Leute trainieren gerne auf dem Trampolin, andere gehen lieber joggen oder Rad fahren, machen Aerobic oder kombinieren mehrere Sportarten. Wichtig ist, dass es Spaß macht. Dann lässt sich das Trampolin auch gut kombinieren mit anderen Sportarten, wenn das Wetter oder die Zeit nicht mitspielen und man zu Hause trainieren will.

Aber einer in der Familie hat mit Sicherheit Spaß: Man kann mit drei Jahren hüpfen – und mit 99.

Grundsätzlich ist das Mini-Trampolin für fast alle Altersgruppen geeignet. Kinder zieht es sogar magisch an. Wir setzen das Trampolin erfolgreich in der Kindertherapie ein, zum Beispiel bei orthopädischen Problemen und natürlich bei Übergewicht. Erwachsene Männer und Frauen – trainiert und untrainiert – können darauf effektiv Ausdauer und Kraft tanken. Natürlich gibt es auch fitte 80-Jährige, die gefahrlos auf dem Trampolin springen können. Da es einen instabilen Untergrund hat, sollte man allerdings schon vorsichtig sein, wenn man runtersteigt.

Für ältere Menschen gibt es Haltegriffe als Zubehör für das Trampolin.

Stimmt. Aber das Problem ist gar nicht so sehr die Instabilität im Oberkörper. Manche ältere Menschen können ihre Sprunggelenke nicht aktiv stabilisieren. Dann trainiert man erst einmal im Sitzen. Das heißt, man setzt sich auf einen Stuhl und strampelt mit den Füßen in das Sprungtuch. Dann ist das Trampolin-Training sehr gut, weil es die Muskeln aufbaut, die die Sprunggelenke stabilisieren. Nach sechs bis acht Trainingseinheiten kann man dann draufsteigen und loswippen.

Was bringt das Trampolin für die Gesundheit?

Das Training wirkt sich positiv aus auf das Herz-Kreislauf-System, die Rückenmuskulatur, die Wirbelsäule und die Bandscheiben. Es stärkt die Knochen, beugt Osteoporose vor. Man baut Übergewicht ab – es eignet sich gut für die Adipositas-Therapie. Es trainiert die Beckenbodenmuskulatur, gut nach der Schwangerschaft und bei Inkontinenz. Der Lymphfluss wird angeregt, das stärkt das Immunsystem – allerdings nur bei moderatem Training.
Das langsame Abfedern begünstigt den Stoffwechsel der Gelenkknorpel. Außerdem aktiviert Trampolin-Training die Darmmuskulatur.

Das Trampolin erspart also Schmerztabletten, Blutdrucksenker und Abführmittel – und trainiert gleichzeitig Ausdauer und Kraft?

Ja. Trampolinhüpfen ist ein hervorragendes Ausdauertraining. Vorausgesetzt, man trainiert lange genug – 30 Minuten, wer will, mehr. Aber auch 10 Minuten bringen viel. Man trainiert Kraft und Muskulatur. Insbesondere die Bein- und Gesäßmuskulatur, die Muskulatur des Rückens und die posturale Muskulatur, also die Muskeln, welche die Wirbelsäule stabilisieren, und die gelenkstabilisierende Muskulatur.

Und wie viele Kalorien verbrennt man auf dem Trampolin?

Das ist natürlich immer eine Frage der Intensität. Beim Joggen verbrennen Sie etwa 500 Kalorien in der Stunde. Auf dem Trampolin sind es 750.

Die meisten Menschen behaupten von sich, dass ihnen nach drei Minuten Bewegung die Luft ausgeht.

Das ist ein Trugschluss. Jeder Mensch kann 45 Minuten am Stück joggen oder walken. Das ist nur eine Frage der Belastungsintensität: Ich muss das Gefühl der subjektiven Unterforderung haben. Steuern lässt sich das über die Herzfrequenz, also den Puls.

Das Trampolin lädt zum Wippen, Walken, Laufen, Springen ein – welche Technik eignet sich am besten für wen?

Wippen kann jeder. Es eignet sich besonders für den Einstieg. Man kann sich bei geringer Belastung an das Trampolin gewöhnen. Walkend kann man Fett verbrennen, Ausdauer tanken und sich auch auf alternierende Bewegungen wie das Laufen vorbereiten. Die Belastung ist noch relativ gering. Die Walk-Technik ist im Prinzip auch noch für jeden geeignet. Beim Laufen steigt die Belastung natürlich an. Man braucht schon etwas Kondition, damit der Puls nicht hochjagt, und die Gelenke müssen stabil sein. Springen ist am anstrengendsten. Je höher und je häufiger pro Zeiteinheit man springt, desto trainierter muss der Körper sein. Für die Gelenke ist das die belastendste der vier Trampolin-Techniken. Sprungübungen sollte also gut dosieren, wer unter Gelenk-, Rücken- und Bandscheibenproblemen leidet.

Als Anfänger sollte man auf dem Trampolin erst mal nur walken oder leicht hüpfen?

Ja. Untrainierte sollten auf jeden Fall mit geringen Belastungen – kleineren Schwingungsamplituden – beginnen und sich gemäß der eigenen Leistungsfähigkeit steigern. Das kontrolliert man einfach über den Puls.

Wer sollte das Trampolin unbedingt meiden?

Jeder, der akute, starke Rückenprobleme hat, zum Beispiel nach einem Bandscheibenvorfall. Da kann die Druckbelastung durch das Federn zu stark sein und die Probleme verstärken. Nach dem Abklingen der akuten Beschwerden kann man beginnen, moderat auf dem Trampolin zu trainieren – mit nicht zu großen Schwingungsamplituden und angemessener Belastungssteigerung. Vom Trampolin fernhalten sollten sich Patienten, die unter Schwindel leiden. Wer Probleme mit dem Herz hat oder unter chronischen Krankheiten leidet, sollte vorher mit seinem Arzt sprechen (siehe Risiko-Check Seite 39).

Welchen Vorteil hat das Trampolin gegenüber anderen Trainingsgeräten wie etwa Laufband oder Trainingsfahrrad?

Das Trampolin schult hervorragend die Koordination, das Zusammenspiel der Nerven und Muskeln. Durch die Ausgleichsbewegungen, die man aufgrund des instabilen Untergrunds machen muss, ist Trampolin-Training ein besseres Ganzkörpertraining als Laufen und Radfahren. Es trainiert den Gleichgewichtssinn und die Bewegungssicherheit.

Würden ältere Menschen auf dem Trampolin trainieren, gäbe es viel weniger Oberschenkelhalsbrüche. Erstens, weil man sich viel sicherer bewegt. Zweitens, weil das Trampolin die Knochen stärkt. Das Training auf dem Mini-Trampolin ist zudem gelenkschonender als das Laufen auf hartem Boden – dafür nicht ganz so gelenkschonend wie das Radfahren. Aber Gelenke wollen nicht nur geschont, sondern auch benutzt werden. Und weil geschmeidige Sehnen die Gelenke stabilisieren, sollte das Trampolin-Training unbedingt mit Dehnen kombiniert werden.

Kann man auf dem Trampolin mit Fettverbrennungspuls trainieren?

Natürlich. Und zwar mit denselben Pulswerten, mit denen man auch beim Walking oder Jogging Fett verbrennt. Einen guten Anhaltspunkt für den individuellen Pulsbereich haben Sie mit der Karvonen-Lagerstrøm-Formel (Seite 74).

Mit welcher Technik verbrennt man Fett am besten?

Lieber länger, aber langsam trainieren. Man muss sich unterfordert fühlen – und vom Trampolin runtersteigen mit dem Gefühl, noch ewig weitermachen zu können. Untrainierte sollten wippen und walken. Könner dürfen joggen und hüpfen. Solange man den Puls kontrolliert und er nicht zu weit hochschnellt, bleibt man im Fettverbrennungsbereich. Ein gutes Programm kombiniert alle Techniken – und setzt noch das Flexband ein. Weil durch Muskelaufbau der Energiestoffwechsel positiv beeinflusst wird.

Es gibt Leute, die das Mini-Trampolin für gefährlich halten.

Stimmt nicht. Solange man in der Lage ist, den Rumpf, den Körper und die Sprunggelenke stabil zu halten, ist Trampolinspringen nicht gefährlich. Verletzen kann man sich überall – auch beim Kicken auf dem Rasen.

Welche Auswirkungen hat Trampolinspringen auf Seele und Geist?

Natürlich hat es positive Auswirkungen, wenn man es als Erlebnis und nicht als Quälerei empfindet. Außerdem bietet die ungewöhnliche Belastung auch interessante Gefühle. Wir erleben dadurch eine dritte Dimension: das Fliegen. Die ungewöhnliche Stimulation schenkt uns ein Kribbeln im Bauch. Trampolinspringen hat einen Erlebnischarakter – und das ist sicher das, was mich persönlich daran reizt.

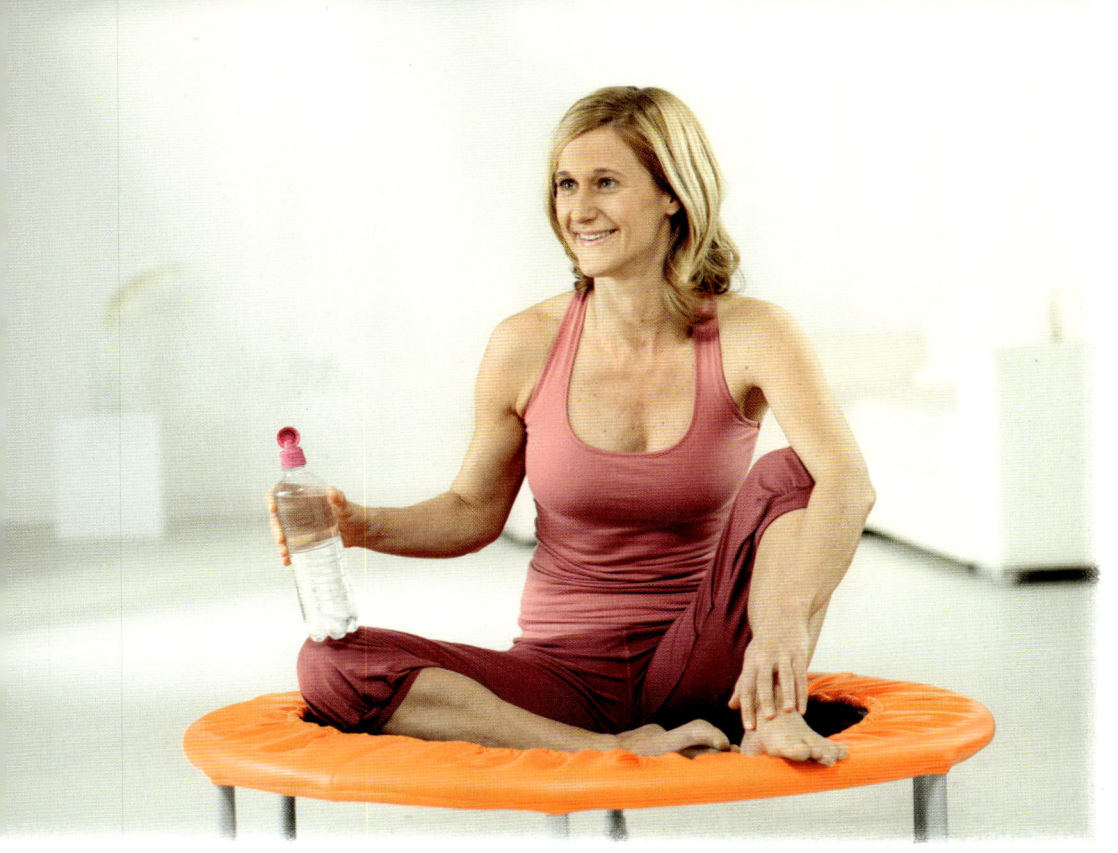

WIPPEN SIE DIE GIFTE RAUS!

Unser Körper hat ein effizientes Abwassersystem. Einziger Haken: Die Entgiftung funktioniert nur, wenn man sich regelmäßig bewegt. Alles redet immer vom Herz-Kreislauf-System. Von Fett in den Gefäßen, von Bluthochdruck, von Arteriosklerose. Von Blutgefäßen, die man schützen muss, jung halten muss – durch gesunde Ernährung und Bewegung. Warum aber hört man nur so wenig von einem anderen Sys-

tem in unserem Körper, das mindestens genauso wichtig ist – vom Lymphsystem? Meist kennt man nur den geschwollenen Lymphknoten. Am Hals. In der Leiste. Unter der Achsel. Der Lymphknoten schlägt Alarm, weil Krankheitserreger eingedrungen sind. Indem er sich aufbläht, zeigt er, dass in seinem Inneren der Kampf gegen Feinde tobt. Gegen Krebszellen, gegen Fremdkörper, gegen Bakterien und Viren. Zu diesen Lymphknoten gehört ein ganzes System. Und das ist ziemlich wichtig für unser Wohlgefühl, für unsere Gesundheit.

DAS LYMPHSYSTEM – DIE KANALISATION DES KÖRPERS

Das Lymphsystem ist ein Netzwerk aus Gefäßen und Knoten, etwa 600 an der Zahl. Es filtert Krankheitserreger, Eiweiße, überschüssiges Wasser und Stoffwechselabbauprodukte aus unserem Körper und transportiert sie weg. Die dünnen Lymphgefäße durchziehen den Körper wie eine Art Drainagesystem. Die Lymphe umfließt die Körperzellen, sammelt sich in dünnen Gefäßen und mündet in dicken Ästen. Die Lymphflüssigkeit fließt mit all den Giften, Schadstoffen, Stoffwechselprodukten und überflüssigem Gewebewasser über die Lymphknoten zum Blutkreislauf. Über das venöse System wird sie zu den Ausscheidungsorganen Leber, Niere, Darm transportiert. Fließt die Lymphe zu langsam, bleiben die Schadstoffe zu lange im Körper. Sie wirken wie Gifte, fördern Entzündungen. Neuerdings weiß man auch, dass ein schlechter Lymphfluss den Cholesterinspiegel steigen lässt, die Arteriosklerose fördert und so mitverantwortlich ist für Herzinfarkt und Schlaganfall. In den Lymphknoten werden übrigens auch Abwehrkräfte des Immunsystems produziert: die weißen Blutkörperchen. Das Lymphsystem ist ein Kernstück unseres Immunsystems, das nur richtig funktioniert, wenn die Lymphe schön fließt.

Die Lymphe ist Ihr körpereigener Jungbrunnen. Wie bringt man sie zum Fließen? Einzig durch Bewegung. Und ganz besonders effektiv durch Bewegung gegen die Gravitation: Bewegung auf dem Trampolin.

Alles im Fluss?

Das Blut wird vom Herzen durch den Körper gepumpt. Die Lymphe dagegen hat keinen solchen Motor, der sie durch die Lymphbahnen treibt. Was hält die Lymphe dann im Fluss? Muskelkontraktionen und das Atmen. Darum ist Bewegung der beste Weg, den Lymphfluss anzuregen – und so den Körper von Schadstoffen zu befreien. Bewegen wir uns nicht, erlahmt unser Lymphsystem. Das austretende Wasser mit all den Giften wird nicht mehr weggeleitet, sondern lässt unsere Zellen aufquellen – wir ersaufen an uns selbst. In einer ziemlich schmutzigen Kanalisation.

Seit Jahrhunderten weiß man: Wer die Lymphe zum Fließen bringt, regt Heilungsprozesse an. Heute macht man sich das auch in der Krebstherapie zunutze mit der Überwärmungsbehandlung. Bei einem Anstieg der Körpertemperatur auf 41,4 Grad steigt der Lymphfluss auf das 4,5-fache, bei 43,5 Grad Celsius auf das 18-fache. Freilich ist es praktischer, auf das Trampolin zu steigen. Das steigert den Lymphfluss auf mindestens das 10-fache (ich hab' auch schon die Zahl 30 gehört, will aber nicht übertreiben).

Drehen Sie den Entgiftungshahn auf

Bringen Sie die Lymphe in Fluss, effizient, täglich, auf dem Trampolin. Was passiert da? Am obersten Punkt der Wippbewegung ist man gewichtslos, dann dehnen sich die Zellen und nehmen Gewebeflüssigkeit auf. Wenn man landet,

drückt das die Zellen zusammen, und überschüssige Flüssigkeit wird aus den Zellen in das Lymphsystem gepresst. So kommt die Lymphe in Fluss.

DIE THEORIEN DES DR. SAMUEL WEST

Wer sich mit dem Trampolin beschäftigt, stößt irgendwann auf den Amerikaner Dr. C. Samuel West. Ein strenggläubiger Mormone, der mit 36 Jahren beschloss, Arzt zu werden. Er wurde eine Art Robin Hood der Alternativmedizin in den 1980er-Jahren, gründete die Internationale Gesellschaft für Lymphologie und erfand den Begriff »Lymphatisator« – für das Trampolin. Er hat sein Leben dem Erforschen des Lymphsystems gewidmet

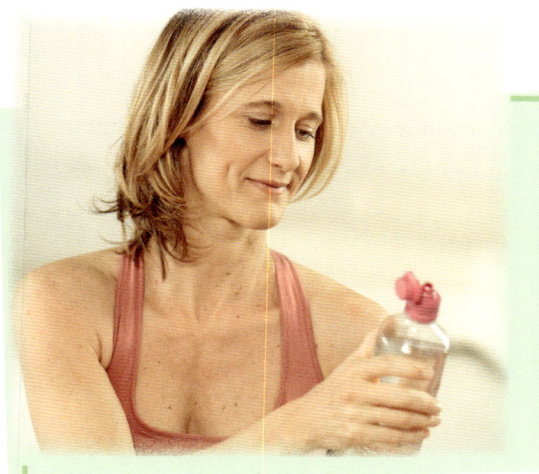

Tipp

TRINKEN SIE VIEL
Bewegung entgiftet, weil sie die Lymphe in Fluss bringt. Manche Menschen fühlen sich ein bis drei Tage unwohl, wenn sie mit dem Trampolin-Training beginnen. Weil so viele Gifte freigesetzt werden. Aber das gibt sich, da muss man nur durch. Unterstützen Sie Ihre Entgiftungsfabrik, die Niere, indem Sie viel trinken! Jede Stunde ein Glas Wasser.

und der Heilung des Menschen. Er mag umstritten sein, weil er die Selbstheilungskräfte des Körpers für unvorstellbar groß hielt – so groß, dass sie Krebs besiegen, multiple Sklerose und Blindheit. Man müsse nur das natürliche Gleichgewicht im zellulären Bereich wiederherstellen – durch richtiges Atmen und die Aktivierung des Lymphsystems. Dr. West mag umstritten sein, aber das, was er gesagt hat, regt zum Nachdenken an.

Medizin für alles: aktiviert Lymphfluss und Sauerstoff

Dr. West erzählte in seinen Vorträgen, die ihn über zwei Jahrzehnte in Hunderte von Städten führten, die Geschichte von den Tarahumara-Indianern. Diese können mehrere Tage lang am Stück laufen, sie gehen nicht, sie laufen, um ihr Tagwerk zu verrichten – und werden dabei nicht müde. Die Tarahumaras kennen keine Erschöpfung, keine Krankheit, keine Kriminalität. Wenn man sie fragt, warum sie laufen und nicht gehen, sagen sie, weil sie das tun müssen. Nur durch diese Aktivität erhalten sie sich die Fähigkeit, ihre Leistung zu vollbringen – ohne müde zu werden. Würden sie weniger laufen, kämen ihnen die Energie und Ausdauer abhanden – und das Laufen würde ihnen

schwerer fallen. Ein Tarahumara-Indianer hört erst dann auf, sich zu bewegen, wenn er glaubt, die Zeit zum Sterben sei gekommen. Dann verlässt er sein Dorf. Setzt sich an einen Baum, atmet flach. Nach 24 Stunden ist er tot.

Energie muss man täglich machen

Dr. Wests simple Ansicht: Krankheit ist ein energetisches Ungleichgewicht. Wir haben auch einen elektrischen Kreislauf im Körper – den sich die Akupunktur zunutze macht. Ihre Nadeln normalisieren den Energiefluss. Tatsächlich gibt es ein elektrisches Ladungsgefälle zwischen dem Inneren der Zelle und ihrer Umgebung. Jede Zelle lädt sich, wenn die elektrische Spannung stimmt, immer wieder mit Energie auf, regeneriert sich, heilt. Dafür zuständig ist die Natrium-Kalium-Pumpe. Und die kann durch ein einfaches Mittel angeregt werden: Sauerstoff. Was bringt Sauerstoff zur Zelle? Ganz einfach: richtiges Atmen, Massage und Bewegung. Und mit diesen drei Dingen hat Dr. West viele kleine und große Wunderheilungen vollbracht, die alle in seinem (natürlich ebenfalls umstrittenen) Buch stehen: *The Golden Seven Plus One* (*Die goldenen Sieben plus eins*). Und der Sauerstoff sei es, der uns letztendlich gegen all unsere Zivilisationskrankheiten feit – sogar gegen Aids und Krebs. Den Skeptikern unter uns bleibt da erst einmal die Luft weg. Dann denkt man nach. Und stellt fest, nichts anderes sagen heute unsere Sportmediziner: Man kann dem Krebs davonlaufen. Bewegung verhindert Diabetes, macht bei bereits Erkrankten Medikamente unnötig. Nichts anderes zeigt der Aidskranke Jim Howley, der die Diagnose »Sie haben noch 18 Monate« um mehr als ein Jahrzehnt überlebt, weil er Marathonläufer wird. Bewegung ist die Wunderpille …

Sicher, ein Dr. West ist nicht jedermanns Sache. Aber auch für die Skeptiker unter uns, die weder an Handauflegen noch an Wunder glauben, sind die Dr. Wests dieser Welt aus einem Grunde wichtig: Sie erinnern wenigstens daran, dass wir neben dem Arzneimittelkasten im Bad noch so etwas wie »Selbstheilungskräfte« haben. Und dieses Medikament ohne Nebenwirkungen kann man jeden Tag ganz billig selbst herstellen: durch Bewegung.

Trampolin – das billige Allheilmittel

Dr. West taufte das kleine runde Ding mit dem Sprungtuch ehrfürchtig den »Lymphatisator«. Er kostet nicht einmal so viel wie der monatliche Beitrag für die Krankenkasse – und heilt (laut Dr. West)

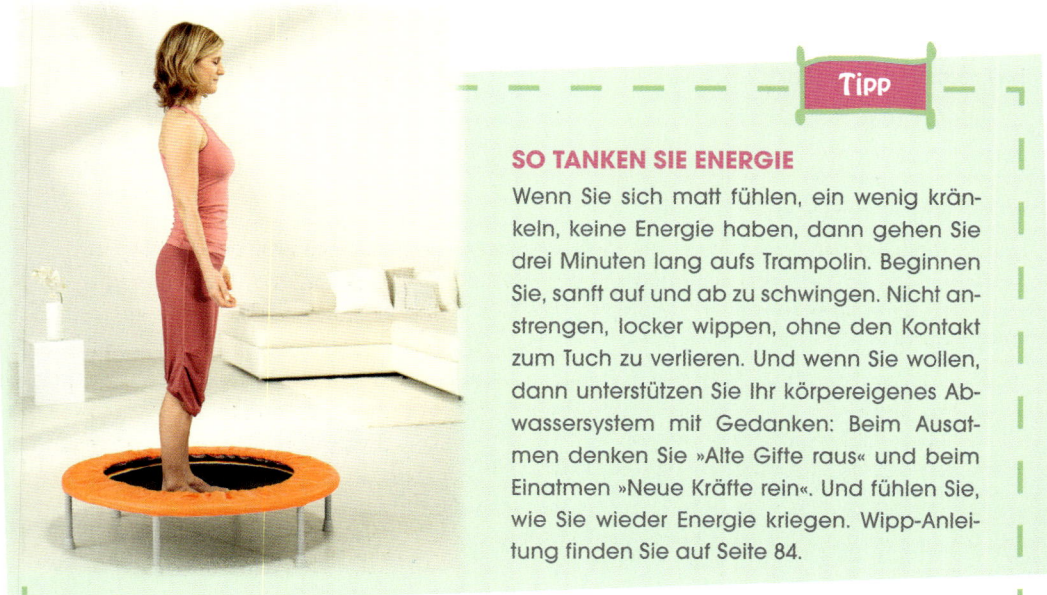

Tipp

SO TANKEN SIE ENERGIE

Wenn Sie sich matt fühlen, ein wenig kränkeln, keine Energie haben, dann gehen Sie drei Minuten lang aufs Trampolin. Beginnen Sie, sanft auf und ab zu schwingen. Nicht anstrengen, locker wippen, ohne den Kontakt zum Tuch zu verlieren. Und wenn Sie wollen, dann unterstützen Sie Ihr körpereigenes Abwassersystem mit Gedanken: Beim Ausatmen denken Sie »Alte Gifte raus« und beim Einatmen »Neue Kräfte rein«. Und fühlen Sie, wie Sie wieder Energie kriegen. Wipp-Anleitung finden Sie auf Seite 84.

einfach alles. Schon wenige Minuten Wippen genügen, um die Lymphe zum Fließen zu bringen und die Lebensenergien zu aktivieren. Wer dazu noch bewusst atmet und sich gesund ernährt, kann in kurzer Zeit zum neuen Menschen werden – der weder Müdigkeit kennt noch Schmerzen noch Krankheit. Wo Dr. West sicher recht hat: Das Trampolin hilft dabei, den Zivilisationskrankheiten wie Herz-Kreislauf-Erkrankungen, Diabetes, Osteoporose und Krebs vorzubeugen. Aus dem einfachen Grund: Man bewegt sich – und das sehr effizient.

Aber vielleicht hat er noch mehr recht. Man muss nur die Briefe, die bei den Trampolin-Herstellern eingehen, sichten: alles Briefe von Menschen, die von Krankheiten berichten, Hautleiden,

Rheuma, chronischen Schmerzen, Bandscheibenbeschwerden, Bluthochdruck, Arthrose, Migräne. Diese Menschen erzählen, wie sie durch das Trampolin wieder gesund geworden sind. Keine Zauberei. Es ist ja nichts Neues, dass Sport das Immunsystem stärkt, die Killerzellen viel aggressiver gegen die Feinde macht. Das Trampolin tut aber noch mehr: Es entgiftet den Körper. Und es macht fröhlich. Und positive Gedanken regen ebenfalls die Selbstheilungskräfte an.

Ob es nun jedem hilft, die Migräne zu vertreiben, den Tennisellenbogen oder gar multiple Sklerose? Warum soll man es glauben? Man kann es ja ausprobieren. Aber bitte nicht, ohne vorher mit dem Arzt zu sprechen. Und dann wird man vielleicht feststellen: Wer heilt, hat recht.

Tipp

HILFE GEGEN VIELERLEI BESCHWERDEN

Wippen auf dem Trampolin unterstützt laut Anhängern der alternativen Medizin (und teils auch der Schulmedizin) im Kampf gegen: Bluthochdruck, Arteriosklerose, Herzbeschwerden, Herzinfarkt, Schlaganfall und seine Folgen, multiple Sklerose, Krebs, Arthritis, Rheuma, Diabetes, Entzündungen, Nervenentzündungen, Infektionen, Allergien, Heuschnupfen, Migräne, grauen Star, Hauterkrankungen, Übergewicht, Cellulite, Ödeme, dicke Beine, Krampfadern, Schwellungen, Tränensäcke, Menstruationsstörungen, Brustspannen; Krankheiten des Bewegungsapparats; chronische Leiden des Nervensystems, des Verdauungstrakts, des Stoffwechsels, des Gefäßsystems, der Sinnesorgane, des Atemtrakts; Verspannungen, Schlafstörungen, Depressionen, Stress- und Unruhezustände, chronische Müdigkeit, Burn-out-Syndrom; Schmerzen aller Art.

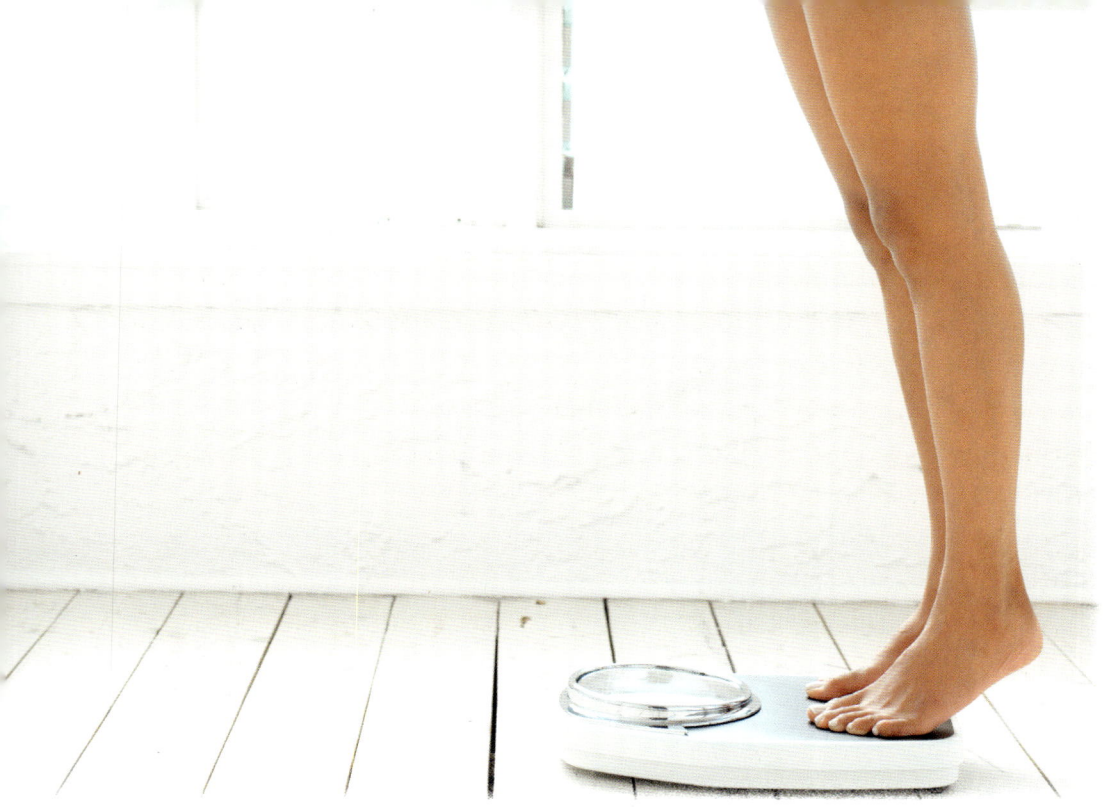

WERFEN SIE DIE PFUNDE AB!

Die meisten von Ihnen, die dieses Buch in der Hand halten, wollen vermutlich Fett verbrennen, endlich die überflüssigen Pfunde loswerden. Das geht. Lassen Sie die G-Kraft mithelfen. Auf dem Trampolin läuft der Stoffwechsel auf Hochtouren, die Zellen werden mit Sauerstoff versorgt, den sie dringend brauchen, um aerob zu stoffwechseln: um Fett abzubauen und nicht anaerob (ohne Sauerstoff) aus Zucker Milchsäure zu produzieren. Studien zeigen: Auch auf dem Trampolin können Sie konstant trainieren, mit dem Fatburner-Puls.

DAS GEHEIMNIS: AUSDAUER- PLUS KRAFTTRAINING

Wenn Sie mit dem richtigen Puls trainieren (siehe Formel Seite 74), also fröhlich federnd, hüpfend, walkend oder laufend, ohne dass Ihren Muskeln der Sauerstoff ausgeht, verbrennen Sie Fett. Jeden Tag.

Effizienter, als wenn Sie joggen gehen. In Zahlen: Joggend verbrauchen Sie 500 Kalorien pro Stunde, auf dem Trampolin 750 Kalorien. Das Trampolin ist eine der effizientesten Fettschmelzen, die es gibt. Denn darüber sind sich Experten einig: Es vereint Ausdauertraining mit Krafttraining und setzt den ganzen Körper für die Fettverbrennung ein. Wer abnehmen will, muss möglichst viele Muskeln gleichzeitig arbeiten lassen. Und durch die Überwindung der Schwerkraft arbeiten alle Muskeln – von den Zehen bis zur Stirn. Setzen Sie zusätzlich Ihre Arme ein, mit Schwungmasse-Hanteln oder einem Flexband, dann verbrennen Sie noch effizienter Fett.

Jeden Tag verbrennen Sie mehr

Trainieren Sie täglich 20 bis 30 Minuten – das reicht. Aber bleiben Sie unbedingt dran. Denn je öfter Sie federn, desto besser verbrennen Ihre Muskeln Fett. Und das muss der Körper oft erst wieder lernen. Am Anfang verbrennt er hauptsächlich Zucker. Doch mit jedem Tag, den Sie auf dem Trampolin trainieren, züchten Sie sich mehr Fettverbrennungsenzyme. Die Mitochondrien, die Fettverbrennungsöfen in den Muskeln, vermehren sich. Die Fettzellen werden durchlässig und geben Fette zur Verbrennung frei. Der ganze Fettstoffwechsel läuft auf Hochtouren. Der Grundumsatz steigt. Das heißt: Sie verbrennen mehr Kalorien in Ruhe. Auch wenn Sie gemütlich auf dem Sofa liegen.

Mit dem Trampolin krempeln Sie Ihre gesamte Biochemie um, werden zum Fettverbrenner. Ihre Fettpölsterchen schwinden, Ihre Muskulatur wächst. Mit den Muskeln wachsen Ihre Dynamik, Kraft, Jugend und Gesundheit. Mit den Fetten verschwinden Trägheit, Mattheit und Schwäche. Das ist doch was – oder? Das Trampolin-Programm startet auf Seite 104.

DER FATBURNER-PULS

Der Puls ist so etwas wie der Drehzahlmesser für Ihren Körper. Er zeigt Ihnen an, wie schnell Ihr Herz das Blut durch den Kreislauf pumpt. Je mehr Sie sich anstrengen, desto aktiver wird Ihr Herz und desto höher steigt Ihr Puls. Und damit steigert sich auch die Fettverbrennung? Ja, aber nur solange Sie es nicht übertreiben.

Wie ein Automotor sollte Ihr Körper auf dem Trampolin mitteltourig laufen. Belasten Sie ihn zu stark, werden Ihre

Muskeln zu wenig mit Sauerstoff versorgt. Der Körper schaltet von Fett- auf Zuckerverbrennung um. Die Pfunde bleiben auf der Hüfte liegen. Und Sie tanken keine Power, sondern verschwenden sie. Weil die Muskeln den Leistungskiller Milchsäure produzieren, wenn sie in Sauerstoffnot geraten. Strengen Sie sich dagegen zu wenig an, dann verbrauchen Sie auch weniger Brennstoff. Die Fettpolster bleiben ganz gemütlich liegen.

Die Art der Bewegung stellt den Puls ein

Egal, ob Sie auf dem Trampolin hüpfen, laufen, walken oder wippen – achten Sie auf Ihren optimalen Fatburner-Puls, wenn Sie möglichst effizient Pfunde loswerden wollen. Der optimale Fatburner-Puls ist ein variabler Wert, der von Ihrem Alter, Ihrem Tageszustand und Ihrer Fitness abhängt. Mit einer Pulsuhr (Seite 74) können Sie ihn ermitteln und während des Trainings kontrollieren. Die Art der Bewegung bestimmt den Puls. Die Belastung können Sie auf dem Trampolin hervorragend dosieren, sodass Sie mit Ihrem persönlichen Puls ein optimales Ergebnis erzielen. Ein Anfänger kommt schon wippend und walkend in den Fatburner-Bereich. Ein Fortgeschrittener kriegt seinen Puls laufend oder hüpfend

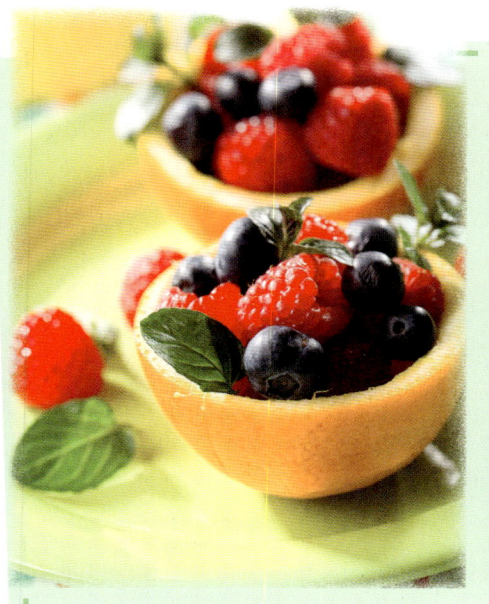

Tipp

ESSEN SIE GLYX-LICH

Wer abnehmen will, muss natürlich auch gesünder essen. Wichtig: täglich viel Obst und Gemüse (auch als Rohkost oder Saft). Meiden Sie Fertigprodukte (Zusatzstoffe kennt und mag Ihr Körper nicht), minimieren Sie alles, was Zucker oder Weißmehl enthält. Tägliche Medizin: Olivenöl und ein Löffel Leinöl. Essen Sie jeden Tag 20 Gramm Nüsse, Milchprodukte, und probieren Sie mal Sojaprodukte. Essen Sie mindestens zweimal die Woche Fisch. Achten Sie bei Fleisch auf Qualität, bevorzugen Sie Geflügel und Wild. Eine genaue Anleitung finden Sie im myBook »3 echte Kilo weg«, Südwest-Verlag.

dorthin, wo die Pfundschmelze am effizientesten ist.

Warum der Puls so individuell ist

➡ **Keine Kondition.** Manche Untrainierte können zum Beispiel nicht losjoggen, ohne dass ihr Puls über die Laktat-4-Grenze schießt. Sie müssen erst ein paar Wochen walken – zum Beispiel mit einem Puls von 140 bis 146 Kondition tanken. Und irgendwann können sie mit dem Puls von 140 auch laufen. Das Gleiche gilt für das Training auf dem Trampolin. Untrainierte beginnen wippend und walkend – mit ihrem individuellen Puls (eine Berechnungsmöglichkeit finden Sie auf Seite 74). Später können sie auf dem Trampolin laufen, twisten, hüpfen – ohne dass der Puls hochschnellt.

➡ **Hoher Belastungspuls.** Manche haben von Haus aus einen höheren Belastungspuls. Wenn sie mit 140 durch den Wald schleichen, verbrennen sie kaum Fett, tanken keine Kondition. Sie können ruhig ein bisschen aufdrehen, höherpulsig trainieren, zum Beispiel mit 160 bis 166, ohne dass der Körper zu viel Milchsäure produziert.

➡ **Bluthochdruck.** Manche haben Probleme mit dem Blutdruck. Er schießt schon bei geringerer Belastung in gefährliche Höhen. Dann könnte sogar das Walken schon zu viel sein. Oft liegt's am dicken Bauch, der erst abgebaut werden muss. Ein sanftes Muskeltraining für den Oberkörper baut das gefährliche Bauchfett ab. Warum nicht auf dem Trampolin wippend?

➡ **Eisenmangel.** Darunter leiden Frauen häufig. Sie sind müde, können kaum Leistung bringen, weil – bedingt durch den Eisenmangel – zu wenig roter Blutfarbstoff (Hämoglobin) durch die Adern fließt, der Sauerstoff zu den Zellen transportiert. Ein Eisenmangel bedeutet also: Schon bei einem niedrigen Belastungspuls geht den Muskeln der Sauerstoff aus. Sie schalten um auf Kohlenhydratverbrennung, statt ihre Energie aus dem Fett zu gewinnen. Im Körper entsteht Milchsäure. Schon nach wenigen Minuten auf dem Trampolin geht die Puste aus. Hier gilt: Eisenmangel vom Arzt beheben lassen. Langsam anfangen, Belastung stetig steigern.

*Der **Puls schwankt**. Darum sollten Sie Ihren Trainingspuls anfangs jeden Tag neu berechnen. Und vertrauen Sie vor allem Ihrem Körper: Falls Ihnen die Puste trotz »richtigem« Puls ausgeht, trainieren Sie einfach ein paar Pulsschläge drunter.*

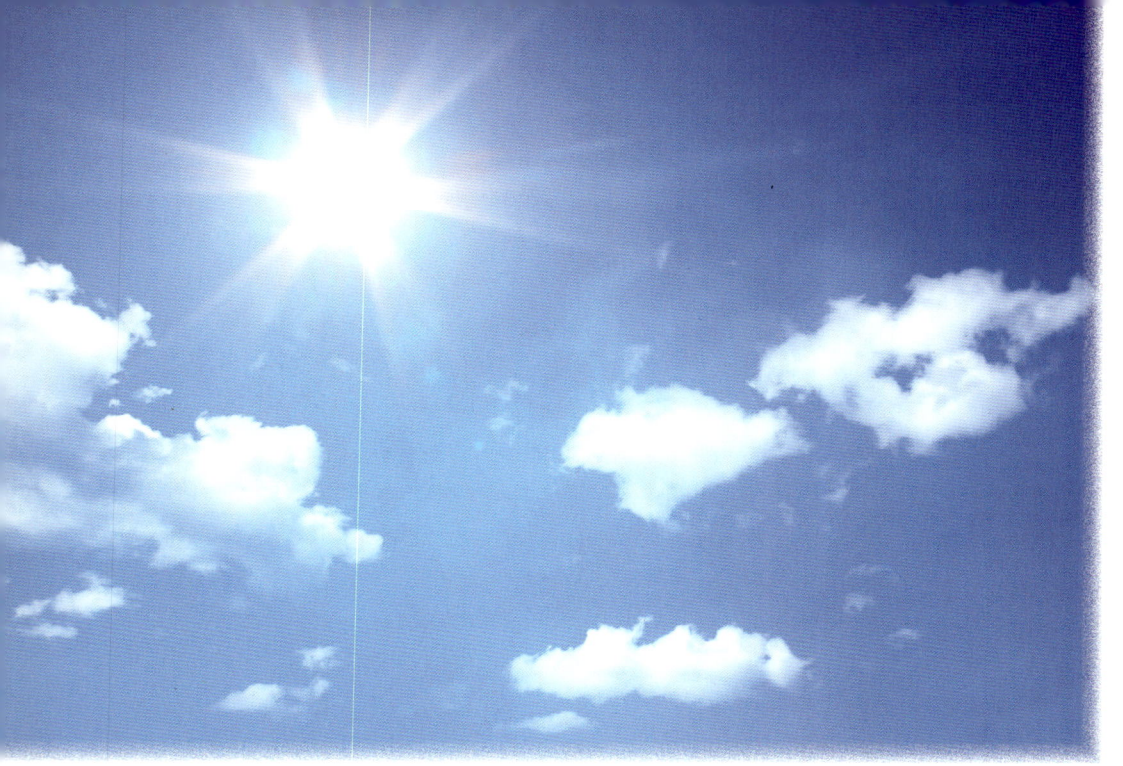

HÜPFEN SIE DEM STRESS DAVON!

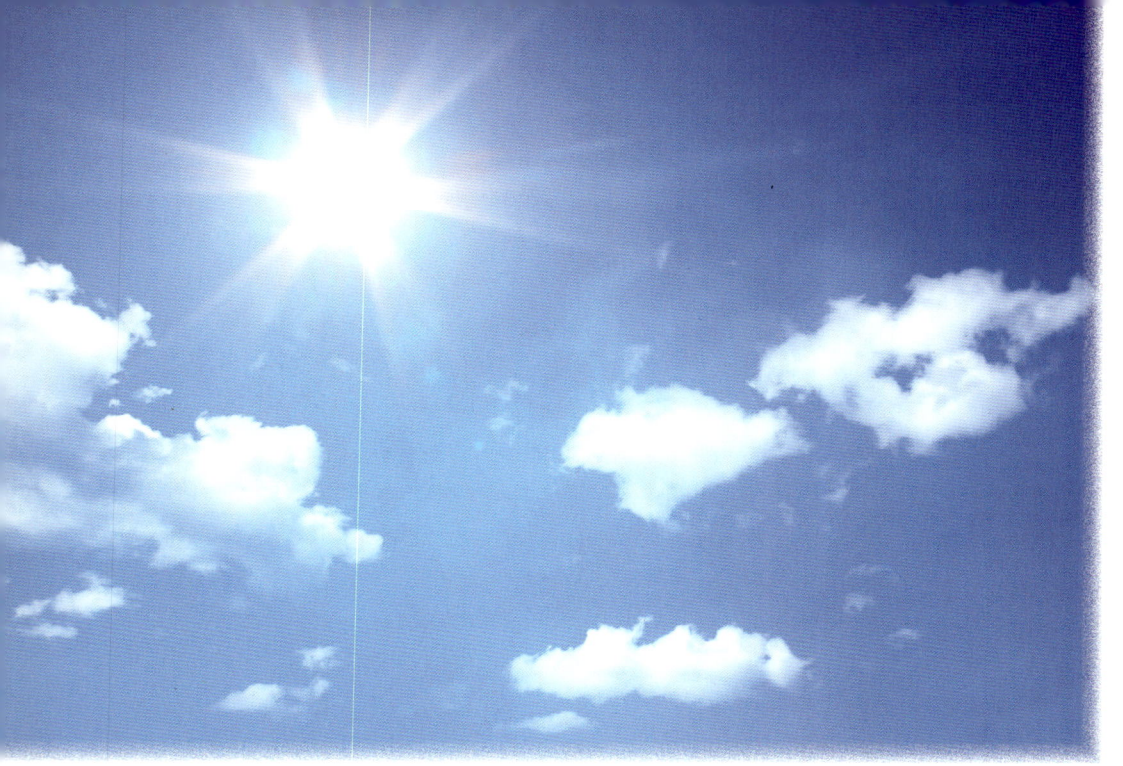Wir leben im High-Speed-Zeitalter, in einer Non-Stop-Kultur – und immer ist Rushhour. Überall erreichbar, ständig unter Druck, müssen wir flexibel sein. Wir brauchen nur an die Arbeit zu denken, an den Haushalt, an die Terminkalender der Kinder … und schon reagiert der Körper mit Stress, schüttet die beiden Stresshormone Kortisol und Adrenalin aus. Die kann man messen, zum Beispiel im Speichel.

Dauerstress schädigt das Immunsystem, begünstigt Diabetes und Übergewicht, lässt den Blutdruck ansteigen und die Blutfettwerte. Das führt zu Arterienverkalkung und diese zu Herzinfarkt und Schlaganfall. Kortisol wütet zerstörerisch im Gehirn, das führt erst zu Konzentrationsschwäche und später zu frühzeitiger Demenz. Manche Menschen reagieren auf chronischen Stress auch mit gedrosselter Kortisolproduktion, das macht stress- und schmerzempfindlicher, führt zu Krankheiten wie Angst, Burn-out-Syndrom, Depressionen. Stress ist ein Massenphänomen. Die Weltgesundheitsorganisation (WHO) erklärte Stress zu einer der größten Gesundheitsgefahren des 21. Jahrhunderts. 70 Prozent aller Krankheiten sind stressbedingt. Zehn Millionen Deutsche leiden unter Migräne, neun Millionen unter dem Burn-out-Syndrom, der völligen Erschöpfung, acht Millionen quälen Ängste oder Panikattacken, und jeder Dritte leidet unter Rückenschmerzen. Wer ist eigentlich noch gesund?

STRESS KANN MAN NICHT MEIDEN – ABER MÖGEN

Unsere Ahnen aus dem Pleistozän hat der ausbrechende Vulkan gestresst, der Meteorit, der einschlug, der Säbelzahntiger auf dem Fels, der Keulenträger vom anderen Stamm. Da ist man dann weggelaufen oder hat zugeschlagen – und hat durch diese Aktion die Stresshormone wieder abgebaut.

Heute lassen sich die Stressoren, die ständig und an jeder Ecke lauern, nicht ausschalten. Man kann den Job nicht kündigen, dem Kunden nicht die Faust ins Gesicht schlagen, das Telefon nicht verbannen, den Stau nicht vermeiden, quengelnde Kinder nicht abschieben, den kläffenden Nachbarshund nicht ruhigstellen. Aber man kann mit ihnen leben. Und darüber lächeln. Der Alltag ist nun mal eine sprudelnde Stressquelle. In der manche Menschen Erfrischungsbäder nehmen, sich zu Höchstleistungen aktivieren lassen – und andere untergehen. Baden tun die Menschen mit mehr Stressresistenz. Menschen, die sich regelmäßig bewegen. Menschen mit einem Trampolin im Büro?

COOL DOWN FÜRS LEBEN

Menschen, die regelmäßig die Sprungmatte konsultieren, tanken Selbstbewusstsein, haben Angst oder Wut im Griff und lassen sich nicht mehr so leicht stressen. Sie gehen einfach nicht mehr so leicht in die Luft. Denn das Trampolin schenkt ihnen:

1. Mehr Stressresistenz. Das Hüpfen auf dem Trampolin stimuliert und beruhigt unsere Energiezentralen Schilddrüse, Hypophyse und Nebenniere – die Drüsen, die für die Produktion von Stresshormonen zuständig sind. Wer regelmäßig trainiert, erhöht so seine Stressresistenz. Die Nebenniere schüttet nicht bei jedem Brüller vom Chef, in jedem Stau, ihr zerstörerisches Kortisol aus.

2. Mehr Begeisterung. Wippen lockt die guten Stresshormone (zum Beispiel Noradrenalin, Dopamin) – die uns Lust auf Leistung machen, unseren Gedanken Flügel verleihen, in unserer Seele Begeisterung entfachen. Der kennt keinen Stress, in dem das Feuer der Begeisterung brennt.

3. Ein entspanntes Herz. Das Trampolin stärkt jeden Muskel, auch den Herzmuskel. Aufregung nimmt das gestärkte Herz viel entspannter an. Der Puls rast nicht, wenn man sich mal unter Druck fühlt. Und ein entspanntes Herz schlägt für ein längeres Leben.

4. Ein normaler Blutdruck. Wer regelmäßig trainiert, senkt den Blutdruck. Er steigt dann auch in Stresssituationen nicht mehr so gefährlich an. Und: Er normalisiert sich viel schneller, wenn der moderne Säbelzahntiger den Raum verlassen hat. Übrigens: Bewegung senkt den Blutdruck besser als jede Pille.

5. Mehr Sauerstoff-Transportschiffchen. Das rote Knochenmark bildet viel fleißiger seine roten Blutkörperchen. Die machen viel leistungsfähiger – auch unter Stress. Die roten Blutkörperchen transportieren nämlich Sauerstoff und Nährstoffe zu jeder Körperzelle von Kopf bis Fuß.

6. Bessere Atmung. Das Training auf dem Trampolin verbessert die Atmung. Es trainiert das Zwerchfell und vergrößert das Atemvolumen. Das heißt: Sie nehmen mehr vom Lebenselixier Sauerstoff auf, das körperliche und geistige Leistung zum Kinderspiel macht. Stress kommt gar nicht erst auf.

7. Kein Druck von innen. Stress stopft. Ist so. Kennen Sie sicher auch. Wehe, man hat keine Zeit morgens. Das Trampolin bringt die Verdauung in Schwung. Das befreit von innerem Druck – der äußere ist so viel, viel leichter zu ertragen.

8. Die Kraft der Jugend. Springen auf dem Trampolin regt die Hypophyse dazu an, mehr von ihrem Jungbrunnen namens Wachstumshormon zu bilden. Das stärkt die Knochen, kurbelt das Muskelwachstum an, fördert die Fettverbrennung. Jede einzelne Zelle kann sich mit Hilfe des Wachstumshormons regenerieren. Das macht jung. Und resistenter gegen Stress.

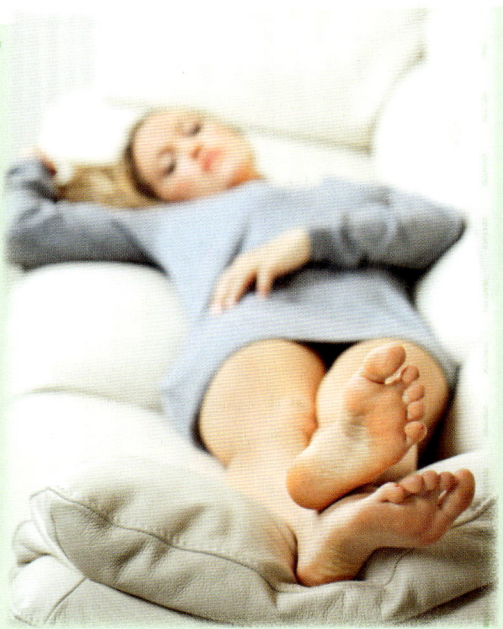

9. Leistungsstarke Zellen. Das Trampolin trainiert jede einzelne Zelle – die Muskelzelle, die Blutzelle, die Nervenzelle, die Gehirnzelle. Jede kann im Bedarfsfall auf Höchstleistung schalten, weil die Chemie wieder stimmt.

Sicher, Sie können in der Hängematte entspannen. Das ist traumhaft schön. Und auch immer wieder notwendig. Aber viel, viel effizienter ist es auf der Sprungmatte – denn sie erhöht die Stressresistenz.

10. Mehr Sicherheit und Selbstbewusstsein. Auf dem instabilen Untergrund trainieren Sie die Bewegung im Raum, die Koordination. Mit gut zusammenspielenden Muskeln und Nerven steht man viel sicherer im Leben. Das Selbstbewusstsein wächst. Und man kann einfach öfter mal die kalte Schulter zeigen ...

11. ... und wenn nötig die Faust. Durch regelmäßiges Training auf dem Trampolin erwacht das Körperbewusstsein – man fühlt sich wieder daheim in seinem Körper. Man hat mehr Kraft. Mehr Schnellkraft. Mehr Energie. Wer oder was will einen da noch stressen?

12. Besserer Schlaf. Nach drei Wochen Training schlafen Sie viel leichter ein und tiefer durch. Bewegung hat schon so manche Schlafstörung vertrieben. Und Schlaf ist wie ein Wattepolster gegen Stress.

TRAMPOLIN-FAQs

GESUNDHEITSFRAGEN

Kann man das Trampolin in jedem Alter nutzen?

Ja, man profitiert mit 2 genauso wie mit 99 Jahren. Mediziner und Physiotherapeuten empfehlen das ganzheitliche Körpertraining für alle Altersklassen. Kinder lieben die Bewegung und das Springen auf dem Trampolin, älteren Menschen reicht ein leichtes Schwingen völlig aus. Auch wer schwingt, statt springt, verbrennt Fett und macht jede Körperzelle glücklich von den Füßen bis zum Kopf. Die der Organe, die der Nerven, die der Haut, die der Augen ... Das sanfte Auf- und Abschwingen sorgt für eine aufrechte Wirbelsäule und kurbelt den Bandscheibenstoffwechsel an. Der kontinuierliche Wechsel von Belastung und Entlastung fördert die Stärkung von Muskeln, Sehnen, Bändern und Knochen.

Ist das Trampolin auch was für Männer?

Freilich. Die fittesten unter ihnen, die Astronauten, benutzen das Trampolin auch heute noch zum Aufbautraining nach ihrer Rückkehr aus dem All. Das Training kräftigt die gesamte Muskulatur. Von den Füßen bis zum Scheitel.

Stimmt es, dass es das Körperbewusstsein schult?

Ja, es fördert die Koordination und die Balance. Und es erfordert ein hohes Körperbewusstsein. Es wirkt sich positiv aus auf den Gleichgewichtssinn und die Körperstabilität.

Ich habe gestern trainiert und leide heute unter Kopfschmerzen. Tut mir das Trampolin nicht gut?

Doch, das tut es. Durch das rhythmische Schwingen wird das Lymphsystem in Bewegung versetzt, die Entgiftungsprozesse im Körper arbeiten während und nach dem Training auf Hochtouren. Die Kopfschmerzen sind ein Zeichen dafür, dass Ihr Körper entgiftet. Trinken Sie viel. Das Kopfweh gibt sich in ein zwei Tagen.

Warum bekomme ich Nackenschmerzen vom Trampolinspringen?

Weil Sie zu verbissen trainieren. Entspannen Sie sich und lassen Sie das Training in Zukunft etwas langsamer angehen. Und halten Sie sich an das Motto: »Schwingen statt Springen«.

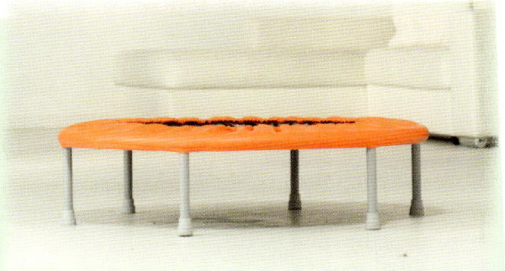

Seit ich trainiere, muss ich häufiger zur Toilette. Woran liegt das?

Die Überwindung der Gravitationskräfte kurbelt den Lymphfluss und die Entgiftung an. Der Körper scheidet vermehrt Giftstoffe aus, das läuft über die Niere, darum muss man anfangs schon nach ein paar Minuten dringend auf die Toilette. Trinken Sie viel, um Ihren Körper zu unterstützen.

Hilfe, während ich hüpfe, verliere ich ein paar Tröpfchen! ... Gibt sich das?

Oder verursacht das Trampolin Inkontinenz? Das kommt anfangs ganz häufig vor. Und zeigt: Der Beckenboden benötigt ganz dringend Stärkung. Genau dafür sorgt das Trampolin. Gehen Sie vor dem Training noch mal zur Toilette. Durch regelmäßiges Training löst sich das Problem ganz von allein. Inkontinenz bekamen früher die Leistungssportlerinnen nach jahrelangem Höchstleistungstraining auf dem großen Trampolin, da wirken völlig andere Gravitationskräfte!

Ich bin schwanger. Darf ich während der Schwangerschaft aufs Trampolin?

Wenn Ihr Beckenboden kräftig ist, spricht nichts gegen ein leichtes Training, wippen, walken, ein wenig laufen. Auch hier gilt: schwingen statt springen. Ein Bein bleibt auf der Matte. Sicherheitshalber kann man das ja auch noch mal mit dem Arzt absprechen.

Ich bin gerade erst Mutter geworden. Darf ich aufs Trampolin, auch wenn mein Beckenboden (Muskeln, Bänder, Bindegewebe) noch schwach ist?

Ja, das dürfen Sie. Schwingen statt springen. Lassen Sie es langsam angehen und beginnen Sie mit kurzen, sanften Wippeinheiten und verlängern Sie das Training minutenweise.

Darf ich auch mit schwachem Rücken aufs Trampolin?

Ja, das Trampolin baut ja gerade die Tiefenmuskulatur perfekt auf. Verschafft ein natürliches Korsett. Nur wer Bandscheibenschäden hat, sollte auf Twistbewegungen verzichten. Bleibt beim Walken, Joggen, Tanzen immer ein Bein auf der Matte, schont das die Gelenke vom Fuß bis hoch zur Halswirbelsäule.

Darf ich springen, wenn ich Arthrose in den Knien habe?

Springen besser nicht. Aber walken. Schwingen … All das, was Sie auf dem Boden tun können, das funktioniert auch auf dem Trampolin – und zwar gelenkschonend, solange immer ein Bein auf der Matte bleibt. Und das wiederum baut die Muskulatur, die natürliche Stütze der Gelenke, auf. Fangen Sie langsam an und spüren Sie, was Ihnen guttut.

FRAGEN ZUM TRAINING

Wie beginnt man am besten mit dem Training?

Gaaaanzzzzz laaaaaangsaaaaaaam. Untrainierte und Übergewichtige starten mit einer Minute am Stück – natürlich darf man diese ruhig häufiger am Tag einplanen. Geübte können mit 3 Minuten beginnen, und wer fit ist, startet mit 5 Minuten. Nun hängt man alle zwei Tage eine weitere Minute an, bis man 20 Minuten am Stück trainieren kann. Anfangs verlässt man die Matte nie ganz, sondern hält mit einem Fuß immer Kontakt. Später darf man ruhig auch hüpfen.

Wie lange macht es Sinn zu trainieren?

Ideal sind 20 Minuten. Besser ist es, viermal am Tag 15 Minuten einzubauen, statt eine Stunde am Stück. Länger als 45 Minuten am Stück zu trainieren, macht keinen Sinn.

Darf ich gleich loslegen?

Wie lang sollte die Aufwärmphase dauern, wie lang das Cool Down? Wippen eignet sich besonders, um den Körper langsam auf Touren zu bringen und am Ende wieder langsam runterzufahren. Nehmen Sie sich dafür jeweils 3 Minuten Zeit.

Muss ich nach dem Training immer Dehnübungen machen?

Ja, dehnen ist sinnvoll, um Muskelverkürzungen zu verhindern.

Ich komme nicht so richtig ins Schwitzen auf dem Trampolin.
Ist das Training trotzdem effizient?
Wie kann ich das Training intensivieren?

Tragen Sie eine Pulsuhr. Steigt Ihr Puls an, ist das Training effektiv. Wenn nicht, legen Sie einen Zahn zu, ziehen Sie die Füße einfach höher. Oder verwenden Sie zusätzlich Flexbänder oder XCO-Schwungmasse-Hanteln.

TECHNISCHE FRAGEN

Ein Trampolin mit Klappbeinen verstaut man schnell, aber wie sicher hüpft man darauf?
Die Klappbeine haben einen Steckmechanismus. Der schließt aus, dass die Trampolin-beine während des Springens versehentlich einklappen.

Ich wohne in einer Altbauwohnung. Schadet das Trampolin dem Boden?
Stellen Sie das Trampolin auf einen Teppich oder verwenden Sie die »Fidis«. Diese Unter-legscheiben aus Naturkautschuk haften auf allen rutschigen Untergründen wie Fliesen und Parkett und schützen auch Teppiche vor Druckstellen. Und reduzieren die Hüpfge-räusche auf ein Minimum.

Wandert das Trampolin während des Springens?
Eigentlich entwickelt es kein Eigenleben. Auf rutschigen Untergründen helfen in jedem Fall die »Fidis«.

Wie hoch sollte ein Zimmer sein, damit man nicht gleich mit dem Kopf an der Decke klebt?
Das Mini-Trampolin ist 25 Zentimeter hoch. Und man hebt nicht mehr als 10 Zentimeter ab. Wenn man nicht gerade 2 Meter groß ist, geht man auch bei normaler Raumhöhe kein Risiko ein. Wenn Sie nicht mehr als 1,90 Meter messen, können Sie auch noch bei 2,30 Metern Raumhöhe wippen. Allerdings sollten Sie dann keine großen Sprünge wa-gen – die sind sowieso nur etwas für die kleinen Artisten unter uns.

Wann braucht man Haltestangen fürs Trampolin?
Die sichern älteren Menschen, die nicht mehr so richtig fest auf den Beinen stehen, das Dasein auf der elastischen Matte.

Quietscht das Trampolin?
Nach einiger Zeit können die Federn anfangen zu quietschen. Ein Öl zum Einsprühen wird aber gleich mitgeliefert – und schon sind die Federn wieder ruhig.

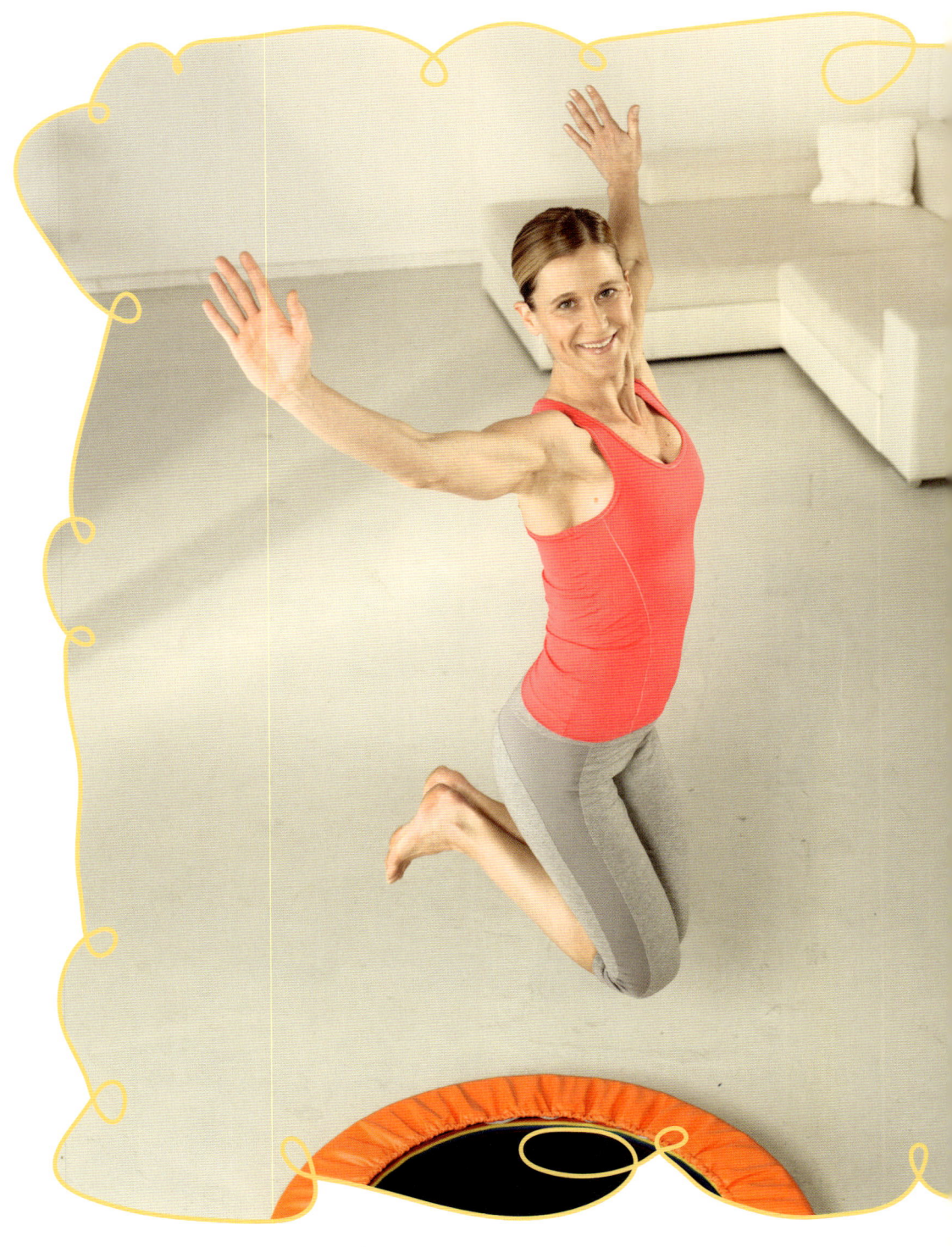

RENDEZVOUS

MIT DER

SCHWERELOSIGKEIT

Sie können einfach auf das Trampolin steigen, wippen, walken, laufen, hüpfen – und gute Laune tanken. Die Techniken sind ab Seite 79 beschrieben. Oder Sie trainieren gezielt nach einem Programm. Ab Seite 103 finden Sie Anleitungen für Anfänger und Experten. Für Krafttraining, Dehnen und Entspannung. Für Groß und Klein. Sie brauchen nur ein Trampolin, zwei Flexbänder und eine Pulsuhr.

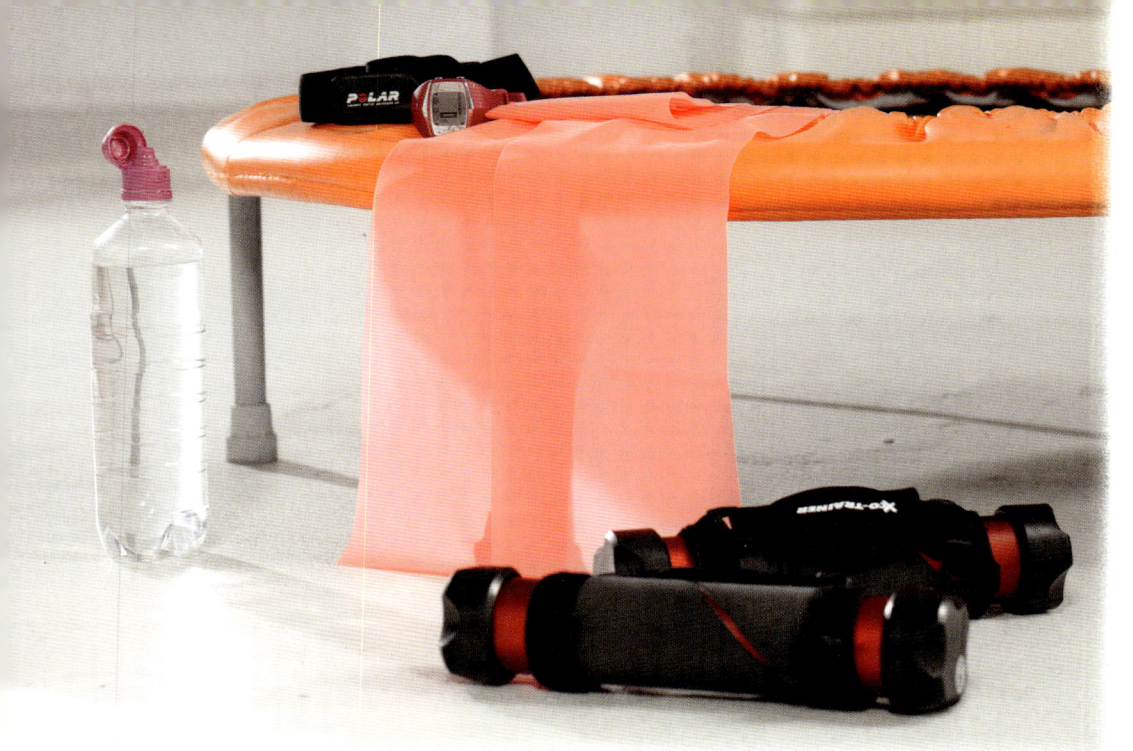

IHR MINI-FITNESS-STUDIO DAHEIM

Was braucht Fitness? Drei Dinge: ein gutes Trampolin – keinen Billigimport; dazu das kleinste Fitness-Studio der Welt, ein Flexband; und als Personal Coach eine Pulsuhr.

WELCHES TRAMPOLIN DARF'S DENN SEIN?

Auf den ersten Blick sehen Mini-Tramps fast alle gleich aus. Sie bestehen aus einem kreisförmigen, auf Stellfüßen gelagerten Stahlrahmen und einer Sprungmatte, die mit Federn oder Bändern im Rahmen aufgehängt ist. Eigentlich ein simples Prinzip. Doch bevor Sie beim nächsten Sonderangebot zuschlagen, sollte Sie sich ein bisschen mit diesem Gerät auseinandersetzen. Denn manche Mini-Tramps unterscheiden sich wie ein S-Klasse-Mercedes und ein Opel Kadett. Im Preis und in der Qualität.

Um es gleich vorwegzusagen: Investieren Sie lieber ein bisschen mehr Geld und kaufen Sie sich ein solides Trampolin. Hochwertige Geräte gibt es ab 180 Euro. Es lohnt sich. Lassen Sie lieber die Finger von Billiggeräten, die bis zu 98 Prozent aus billigen Materialien bestehen. Wenn Sie Pech haben, erleben Sie mit solchen Trampolinen bereits zwei Wochen nach dem Kauf Ihr erstes blaues Wunder. Die Geräte verlieren an Elastizität. Das Hüpfen hat keinen Effekt mehr, macht keinen Spaß mehr und kann sich auch negativ auf Ihre Gesundheit auswirken. Im Extremfall lösen sich die Sprungmatten von den Federn. Und Sie knallen hart auf den Boden der Realität. Solche Erfahrungsberichte können Sie im Forum www.dieglyx-diaet.de wunderbar nachlesen.

WERTVOLLE EINKAUFSTIPPS

Darauf sollten Sie beim Kauf eines Mini-Trampolins achten:

Die Federn oder Gummibänder: Gute Trampolin-Hersteller verwenden hochwertige Spezialanfertigungen. Denn generell gilt: Je besser die Federqualität, desto höher die Elastizität, desto größer der Spaß und desto geringer die Belastung der Gelenke. Und: Je dicker die Federung, desto geringer die Elastizität. Desto länger allerdings die Lebensdauer.

➥ Die ideale Federstärke Ihres Trampolins hängt letztlich von Ihrem Körpergewicht ab. Ist ein Trampolin nur für 80 Kilo ausgelegt, werden Sie mit 90 Kilo beim Springen ziemlich sicher auf dem Boden landen. Eine zu stramme Federung drosselt Leichtgewichten den Schwung. Das raubt Ihnen jede Freude an der Sache. Gute Hersteller produzieren Geräte für mehrere Gewichtsklassen. Mein Fatburner-Trampolin gibt es für vier Gewichtsklassen.

➥ Für Reha-Patienten und Menschen mit starken Gelenk- oder Bandscheibenproblemen oft besser geeignet: Trampoline, deren Sprungmatten mit superelastischen Gummikabeln aufgehängt sind. Die sind zwar nicht so effizient im Muskel- und Konditionstraining, aber schonender.

➥ Vergessen Sie nicht: Federn und Gummikabel sind Verschleißteile. Das heißt, auch die beste Feder oder das beste Gummikabel gibt irgendwann den Geist auf. Ist aber nicht so schlimm. Federn und Bänder für das gute Trampolin können natürlich nachbestellt werden. Eine Ersatz-Feder kostet 2,50 Euro, ein Gummikabel etwa 20 Euro. Den Wechsel machen Sie selbst. Geht ganz einfach. Noch mehr

Tipps zum Thema Federn oder Gummibänder finden Sie auf der nächsten Seite.

Die Sprungmatte besteht aus Polypropylen, Polyäthylen und Nylon. Leider besitzen nicht alle Sprungmatten die gleiche Qualität. Die guten – mit Herstellergarantie – sind elastisch und haben eine lange Lebensdauer. Auch wenn Sie täglich hüpfen. Und natürlich sind sie austauschbar, wenn sie nach Jahren Verschleiß zeigen. Die schlechten leiern schnell aus und taugen dann bestenfalls für den Abtransport zum Sperrmüll.

Der Rahmen: Gucken Sie unter die Rahmenabdeckung oder schauen Sie sich das Trampolin von unten an. Nur dann können Sie sehen, ob die Federn blank, d. h. durch eingestanzte Löcher, in den Rahmen eingehängt sind. Oder ob die Aufhängung am Rahmen durch Ösen oder, noch besser, durch Bügel verstärkt ist. Andernfalls lässt die Spannung der Matte allmählich nach, scheuern die Federn und machen den Rahmen mit der Zeit kaputt.

Die Stellfüße: Achten Sie darauf, dass die Füße abschraubbar sind. Dann lässt sich das Trampolin besser transportieren und im Notfall hinter dem Schrank verstecken. Gegen Aufpreis bekommen Sie von einigen Herstellern auch ein Trampolin mit Klappbeinen. Der Vorteil: Sie können das Trampolin im Handumdrehen hinter einer Tür verstauen, unter dem Bett oder im Kofferraum Ihres Autos. Wenn Sie einen Senioren-Haltegriff anbringen wollen, dann sorgen Schraubfüße für bessere Stabilität als Klappfüße.

Der Durchmesser: Liegt bei Mini-Tramps zwischen 87 und 120 Zentimetern. Letztlich müssen Sie wissen, wie viel Platz Sie in Ihrer Wohnung schaffen können. Je größer das Trampolin, desto weicher die Federung und desto größer der Spaß.

Die Sicherheit: Ein Mini-Trampolin ist sicher – solange Sie es nicht in ein unsicheres Terrain stellen: neben eine scharfe Kante, eine Glasvitrine … Und es muss TÜV- und GS-geprüft sein.

Die Höhe: Gibt's auf 20- bis 40-Zentimeter-Beinen. Die niedrigeren sind sicherer. Wenn Sie nicht mehr als 1,90 Meter messen, können Sie auch noch bei 2,30 Metern Raumhöhe wippen. Allerdings sollten Sie dann keine großen Sprünge wagen – die sind sowieso nur etwas für die kleinen Artisten unter uns.

Der Sommerspaß: Haben Sie einen Garten und Kinder mit überschüssigen Energien? Dann ist das große Freiluft-Trampolin (Durchmesser 1,90 bis 4,30 Meter) ideal für die warme Jahreszeit. Auf ihm entdeckt die ganze Familie die gesamte Dimension einer der ältesten Fun-Sportarten der Welt.

Der Schallschutz für hellhörige Wohnungen: Teppichreste drunter. Oder: Ich hab' für mein Fatburner-Trampolin die Fidis entwickeln lassen. Das sind kleine Gummischeiben, die haften, schützen, dämpfen. Bezugsquelle Seite 143.

FEDERN ODER GUMMIBÄNDER?

»Soll ich Federn nehmen oder lieber Gummibänder?«, lautet eine der häufigsten Fragen, die zum Thema Trampolin gestellt werden. Und sie ist unglaublich wichtig. Weil an der Aufhängung hängt, was man mit dem Trampolin will: sanft schwingen und Spaß haben oder ausdauernd federn und Fett verbrennen. Stahlfedern stehen für Effizienz. Für ein intensives Training jeglicher Art ist das Gummiband-Gerät mit seiner Schwingung zu langsam. Es bremst den Jogging-Rhythmus einfach aus.

Ausdauertraining braucht eine kontinuierliche Bewegung, eine federnde Bewegung, darum empfiehlt man für den Kardio- und Fitnessbereich, für Menschen, die sich intensiv bewegen wollen, die abnehmen und Kondition tanken wollen, die Geräte mit den Stahlfedern.

Entspannter Spaß

Die Gummibändergeräte sind für diejenigen geeignet, die kein ehrgeiziges Ziel verfolgen. Das Erlebnis des Schwingens steht vor allem für Spaß. Für Entspannung. Für Kind sein. Klar ist das Schwingen auf dem Bändertrampolin auch gut gegen Osteoporose. Ältere Menschen bauen auf dieser weichen Matte wunderbar Muskulatur auf und können ihren Körper trainieren. Weil auch hier der Schwerkraft-Effekt wirkt. Genauso wie auf dem Federtrampolin trainiert die Auf- und Ab-Bewegung jeden Muskel.

Kreuzweg?

Gummibänder nimmt man auch dann, wenn man unter chronischen Beschwer-

Tipp

EINFACH LIEFERN LASSEN
Sie wollen ein Trampolin, passend für Ihr Gewicht, das Ihnen nach Hause geliefert wird, eventuell mit zwei Flexbändern, Fidis oder Schwungmasse-Hanteln? Auf Seite 143 finden Sie eine Bezugsadresse.

den an den Gelenken oder dem Rücken leidet. Weil auf den Gummifedern noch weicher und dosierter trainiert werden kann. Das heißt: Mit stärkeren Schmerzen im Gelenkbereich oder Rücken kann man auf der weichen Federung eher trainieren, ohne an die Schmerzgrenze zu kommen.

Und Kinder?

Kinder hopsen gerne. Die machen kein Ausdauertraining. Die sind mit ihrem geringen Körpergewicht auf der weichen Matte viel besser aufgehoben, sie können höher springen, werden viel leichter nach oben katapultiert.

Auf ein geringes Körpergewicht reagiert die Gummifederung besser als die Stahl-feder. Kinder mit ADHS oder ADS sind allerdings besser auf einem Federtrampolin aufgehoben. Die brauchen ein robustes Gerät, auf dem sie richtig lange, richtig wild springen können. Denn Gummi geht schneller kaputt. Die Federgeräte sind robuster, halten mehr aus und sind deshalb eher geeignet für Dauerbenutzung und extremes Springen.

KLEINSTES FITNESS-GERÄT DER WELT: DAS FLEXBAND

Zusammengefaltet so groß wie eine Zigarettenschachtel, kann man es überallhin mitnehmen. Ein Flexband ist der ideale Trainingspartner für die Muskeln.

Tipp

GUT ZU WISSEN

➡ **Langlebige Gummikabel:** Stoffummantelte Gummikabel gehen schneller kaputt. Häufig schon nach einem halben Jahr, wenn man das Trampolin intensiv nutzt. Kabel mit Kunststoffummantelung sind teurer, halten aber wesentlich länger. In der Regel drei- bis viermal so lange.

➡ **Gute Federn:** An den Federn sollte man nicht sparen. Ein gutes Trampolin kann keine 50 Euro kosten, weil die Federn schon mehr als das wert sind. Weich gefederte Stahlfedern sind nicht zylindrisch, sondern haben einen Bauch, eine konische Form. Sozusagen Gelenk-Schutz. Wenn sie glänzen, dann sind sie verzinkt. Das macht die Oberfläche des Stahls porös. Oberflächenbehandlung mit dunkler Farbe zeigt: Korrosionsschutz, lange Lebensdauer.

➡ **Ein billiges Trampolin** lässt schnell Federn ... denn die hängen in Löchern im Rahmen. Besser: Innen am Rahmen angeschweiste Bügel, die bieten dann auch den besseren Winkel für den Zug auf die Federn. Ein dickes Plus für die Lebensdauer des Geräts.

Und in Verbindung mit dem Trampolin unübertrefflich. Das Flexband können Sie ohne zusätzlichen Zeitaufwand gleich am Trampolin einsetzen. So wird Ihr Oberkörper nicht neidisch auf Ihre strammen Hüpfbeine.

➥ Das hochelastische Gymnastikband gibt's in verschiedenen Stärken und entsprechenden Farben für 10 Euro. Sie bekommen die Bänder in allen Sportgeschäften und medizinischen Fachhäusern. Flexbänder sind vielseitig einsetzbar, Sie können es zum Fatburning, Fitness- und Figurtraining, für die Haltungs- und Rückenschule einsetzen. Und das überall: zu Hause, im Büro, auf Reisen. Mit cleveren Übungen können große Muskelgruppen gleichzeitig trainiert werden, was die Trainingszeit minimiert. 10 bis 20 Minuten täglich reichen für Muskelaufbau, Straffen des Körpers, Ankurbeln der Fettverbrennung. Durch Länger- oder Kürzerfassen des Bandes kann man die Zugkraft individuell variieren, den Trainingseffekt optimieren.

Die verschiedenen Flexband-Stärken

Ist es Ihnen wirklich ernst mit Ihrer Fitness? Dann gönnen Sie sich zwei Flexbänder: ein leichtes und ein stärkeres, für die guten und die schlechten Tage, für die Ausdauer und die Kraft – jeweils 2,20 Meter lang. Damit Sie alle Übungen ohne Probleme machen können.

➥ Das leichte Flexband nehmen Sie, wenn Sie Anfänger/-in sind und schwerpunktmäßig Ihre Ausdauer trainieren wollen. Denn je leichter, desto länger können Sie »rupfen und zupfen«, ohne gleich aus der Puste zu kommen und das Gefühl zu haben, dass Ihnen die Arme abfallen. Außerdem verzeiht es eine schlampige Bewegungsausführung eher als das starke Flexband.

➥ Das starke Flexband ist für Fortgeschrittenere und alle, die gezielt Muskeln aufbauen wollen. Das Band sollte aber auch nicht zu stark sein!

Kleiner Test

➥ Nehmen Sie das Band doppelt. Seine Länge sollte Ihrer Schulterbreite entsprechen. Ziehen Sie jetzt das Band mit ausgestreckten Armen mehrmals auseinander.

➥ Schaffen Sie 20 Wiederholungen, ist das Band für Sie »leicht«. Geraten Sie schon bei 10 Wiederholungen ins Schwitzen, ist es »stark«.

Die richtige Haltung

➥ Wickeln Sie das Ende des Flexbands breitflächig um die Hand, sodass nichts

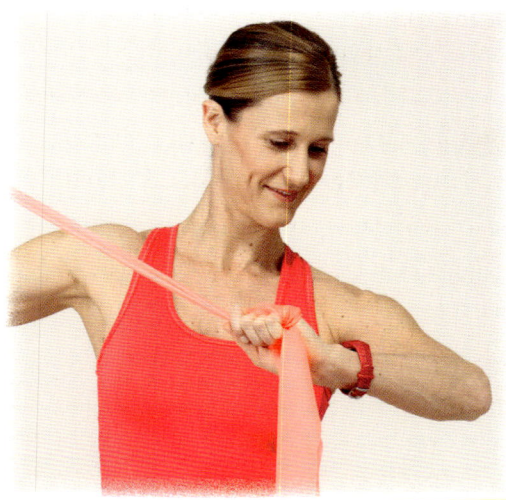

*Mit Flexband und Pulsuhr sind Sie fürs
Trampolin-Training bestens ausgestattet.*

einschneidet. Halten Sie die Handgelenke
immer gerade und stabil.

⮕ Wenn es die Übung erfordert, schlin-
gen Sie das Band einmal mittig um einen
Trampolin-Fuß herum. Wenn die Türklinke mitarbeitet, wickeln das Band
einmal um den Griff und stellen sich mit
dem Trampolin schräg dazu, sodass das
Band nicht abrutschen kann.

PERSONAL COACH: DIE PULSUHR

Am besten, Sie kennen den Pulswert,
den Sie während des Trainings niemals
überschreiten dürfen: Ihren individuellen
Fatburner-Puls, bei dem Sie zur Ener-

giegewinnung Ihre Fettdepots anzapfen.
Wenn Sie mit höherem Puls trainieren,
schaltet der Körper um auf Kohlenhyd-
ratverbrennung. Es entsteht Gift für die
Fitness: Milchsäure. Sie tanken weder
Gesundheit noch Ausdauer.

⮕ Um den Puls zu bestimmen, können
Sie ihn natürlich am Handgelenk ertas-
ten. Leichter geht es mit einer Pulsuhr,
die Sie am Handgelenk tragen. Sie zeigt
EKG-genau Ihre Herzfrequenz an, die
ein Brustgurt um den Oberkörper misst.
Viele Modelle bieten eine automatische
Einstellung der Grenzwerte je nach Alter.
Aber besser ist es, wenn Sie die obere und
untere Grenze manuell einstellen. Die
Alarmfunktion sollte abschaltbar sein. Die
Uhr muss wasserdicht sein.

Die Fatburner-Puls-Formel

Ihren idealen Pulswert können Sie mit-
hilfe der von Karvonen u. a. 1957 ent-
wickelten und von Lagerstrøm/Graf seit
1986 im deutschsprachigen Raum verbrei-
teten Formel berechnen:

Trainingsherzfrequenz
$= (220 - 3/4\ LA - RHF) \cdot X + RHF$
LA ist Ihr Lebensalter,
X der Trainingszustand,
RHF der Ruhepuls, die Pulsschläge pro
Minute, wenn Sie ruhig sitzen oder liegen.

Untrainierte X = 0,60
mäßig Trainierte X = 0,60 – 0,65
mittelmäßig Fitte X = 0,65 – 0,70
Trainierte X = 0,70 – 0,75
Leistungsausdauersportler X = 0,75 – 0,80

Ein Rechenbeispiel: Sie sind ein 40-jähriger Untrainierter (X = 0,60), Ihr Ruhepuls beträgt 72. Dann berechnen Sie erst einmal den Wert in der Klammer (runden Sie die Stellen nach dem Komma immer auf oder ab) und erinnern Sie sich dabei an die alte Matheregel: Punkt vor Strich.
Beispiel-Trainingsherzfrequenz =
$(220 – 30 – 72) \bullet 0,6 + 72 = 118 \bullet 0,6 + 72$
$= 71 + 72 = 143$

Der neue Trainingsbereich

Nach zwei bis drei Wochen auf dem Trampolin gehören Sie sicher schon zu den mäßig Trainierten – und rechnen dieselbe Formel noch einmal mit 0,65 und einem vielleicht schon niedrigeren Ruhepuls von 68. Mit dem Training bekommen Sie nämlich einen niedrigeren Ruhepuls. Ihr Herz schlägt langsamer und schont sich so für ein längeres Leben. Es ergibt sich nun ein Herzfrequenz- Trainingsbereich von 141 bis 147:
$(220 – 30 – 68) \bullet 0,60 + 68 = 141$
$(220 – 30 – 68) \bullet 0,65 + 68 = 147$
In diesem Bereich dürfen Sie sich dann austoben. Geht Ihnen aber bei 146, 147 die Luft aus, dann schalten Sie einen Gang runter. Sie müssen Ihrem Ideal-Puls einfach langsam auf die Spur kommen. Vertrauen Sie Ihrem Körper. Der sagt Ihnen immer noch am besten, was gut für Sie ist – und was nicht.
Sie können allerdings auch beim Sportmediziner Ihren optimalen Puls per Laktattest bestimmen lassen (Seite 36).

Test

KLEINER ÜBERLASTUNGSTEST
Sie sind sich nicht sicher, ob Sie mit dem richtigen Puls trainieren?
➡ Laufen Sie fünf Minuten lang auf dem Trampolin (Technik siehe Seite 92). Atmen Sie während drei Schritten aus – und während zwei Schritten wieder ein. Erhöhen Sie ganz langsam das Tempo und Ihren Puls.
➡ Schaffen Sie die Übung, ohne aus der Puste zu kommen, trainieren Sie noch im grünen Bereich. Geraten Sie dagegen in Atemnot, brechen Sie die Übung ab, gucken auf Ihre Pulsuhr und notieren den Wert. Diesen Puls, besser fünf Schläge drunter, sollten Sie vorerst nicht überschreiten.

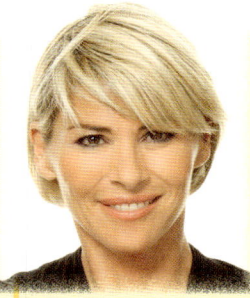

PERFEKTES WORKOUT-DUO: XCO-HANTELN UND TRAMPOLIN

Die Schwungmasse-Hanteln ergänzen die Schwingungen des Trampolins

Ein Interview mit der bekannten Fitness-Expertin Barbara Klein.

Der Urlaub kann kommen. Wir bleiben fit. Ihr Fitness-Studio kann man in den Koffer packen?
Genau, gerade mal 1,2 Kilo wiegen meine Hanteln. Sie kommen mit zum Joggen, Wandern oder Walken – machen das Training intensiver, integrieren Arme, Schultern, Bauch und Rücken.

Eine XCO-Hantel macht eine Schlafnase zum dynamisch Trainierenden. Warum?
Das Geheimnis liegt im Inneren. Die beiden Aluminiumröhren mit Handschlaufen sind zu zwei Dritteln mit einem speziellen Granulat gefüllt. Die Hantel bewegt man automatisch mit Dynamik. Das verbessert den Laufstil. Man bewegt sich ganz anders als mit toten Hanteln ohne Schwungmasse. Der ganze Körper arbeitet mit. Der ganze Bewegungsablauf wird dynamischer, das Körpergefühl intensiver und die Freude größer.

Welche Technik steckt dahinter?
Es nennt sich »reaktiver Impact«. Durch den verzögerten Aufprall der Granulatmasse stellen sich die Muskeln auf die Bewegung ein – man bekommt zudem ein akustisches Signal, auch das verbessert den Stil. Für uns Damen sind die Hanteln wunderbar ...
... weil sie Winkeärmchen straff zurren – ohne Muskelpakete aufzubauen. Bei den XCOs zählt nicht das Gewicht der Hantel, sondern die Dynamik, mit der die Hantel bewegt wird. Die Schwungmasse hilft da mit.

Wenn wir mit den Schwunghanteln trainieren, verbrennen wir mehr Fett als ohne? Wie viel?
Da der ganze Körper trainiert wird, verbrennt er ca. ein Drittel mehr Energie.

Das ist doch auch wissenschaftlich durch Studien nachgewiesen – oder?
Eine Studie des Instituts für Medizinische Physik der Universität Erlangen zeigt: Die Aktivierung der Arm- und Oberkörpermuskulatur erhöht die Herz-Kreislauf-Wirksamkeit des Trainings – der Kalorienverbrauch steigt um 28 Prozent.

Ich finde diese Hanteln auch sensationell auf dem Trampolin, was meinen Sie?
Das ist das perfekte Trainings-Duo für einen fitten, schlanken und straffen Körper. Nur zwei Tools braucht man für ein abwechslungsreiches Workout, das Spaß macht.
(Das Hantel-Programm finden Sie auf Seite 120)

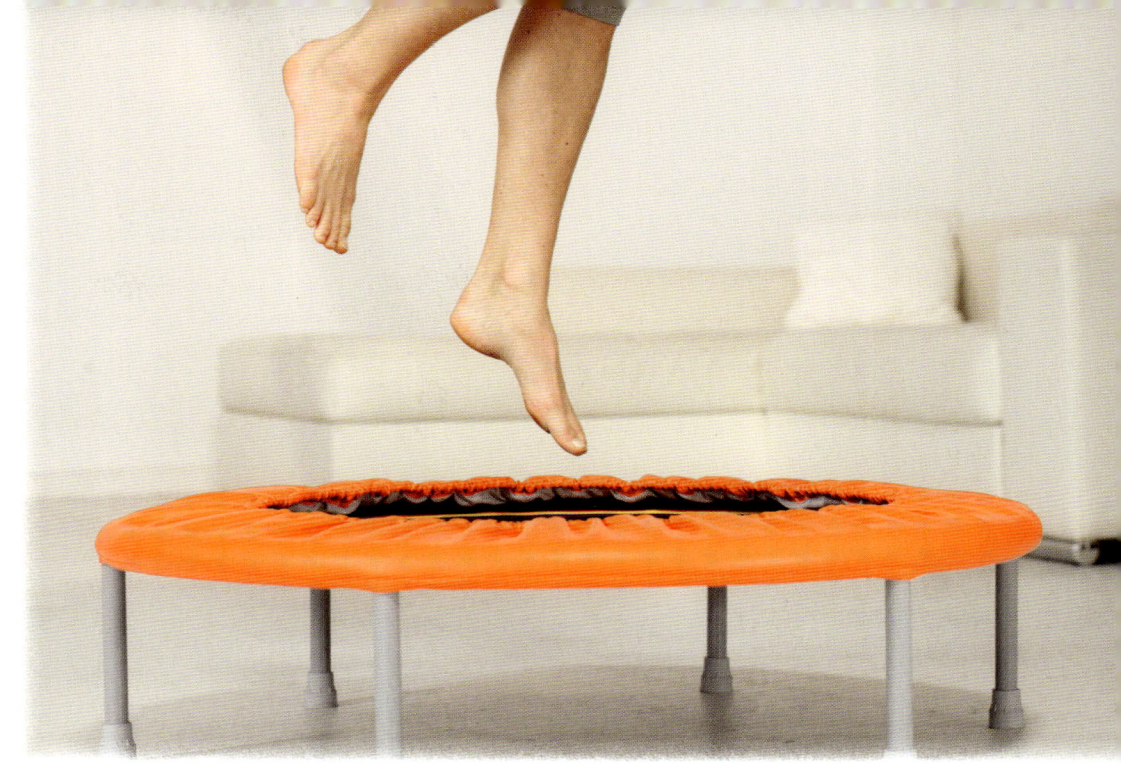

ACHTUNG, FERTIG, LOS ...

Gratulation, Sie haben sich für Gesundheit und Schwung in Ihrem Leben entschieden und den ersten Schritt gemacht! Ein Mini-Trampolin steht in Ihrer Wohnung. An einem Ort, an dem es Sie nicht stört, aber an Ihr tägliches Training erinnert. Am besten im Schlaf- oder Wohnzimmer – oder warum nicht neben dem Schreibtisch in Ihrem Büro? Und die beiden Flexbänder hängen in Griffweite daneben.

Gehen Sie gleich drauf und hüpfen Sie los. Aber lesen Sie sich vorher bitte die folgenden Seiten über Techniken und Programme durch. Damit Sie wissen, wie's funktioniert und wie Sie am effizientesten darauf trainieren. Viel Spaß dabei.

Warum nicht mit Hip-Hop oder TV?

Wer Lust hat, legt eine CD ein. Nicht unbedingt *Je t'aime* oder den wilden Heavy-Metal-Sound von Metallica – beim einen schlafen Sie ein, beim anderen kriegen Sie Herzrhythmusstörungen. Wer's mag, probiert es mit dem Disco-Hip-Hop von Kylie Minogue (*Da, da, da*) oder *Around the World* von Daft Punk. Natürlich funktionieren auch Robbie Williams, die No Angels, Rolling Stones, Bee Gees – oder Ihre Lieblings-CD. So mancher mag seine Zeit doppelt nutzen – und schaltet auf Bildungsprogramm. Amüsiert sich auf dem Trampolin mit dem Frühstücksfernsehen, wippt sich abends durch Talkrunden oder baut Nachrichten-Stresshormone ab. Und wer will, macht das Fatburner-Programm mit unserer DVD (Seite 142).

SCHNUPPERKURS

Auf geht's zum ersten Rendezvous mit der Schwerelosigkeit. Steigen Sie ohne Schuhe auf das Mini-Tramp. Am besten ziehen Sie auch die Socken aus. Denn in Socken können Sie leichter ausrutschen. Wer leicht kalte Füße kriegt, schlüpft in Gymnastikschuhe. Machen Sie sich erst mal mit den dynamischen Eigenschaften vertraut.

Und so geht's:

➥ Stellen Sie sich hüftbreit und aufrecht auf die Sprungmatte.

➥ Verlagern Sie, ohne zu wippen, das Gewicht vom rechten auf das linke Bein und zurück. Ein paarmal wiederholen.

➥ Verlagern Sie das Gewicht von der Ferse zum Fußballen und zurück – bis Sie ein Gefühl dafür bekommen.

➥ Als Nächstes wippen Sie in hüftbreiter Beinstellung langsam auf und ab. Lassen Sie die Arme locker mitschwingen.

➥ Nun können Sie auf dem Trampolin die ersten Walking-Schritte wagen und dann langsam loslaufen. Ganz, ganz langsam. Fühlen Sie, wie das Sprungtuch auf die Laufbewegung reagiert.

➥ Zum Schluss hüpfen Sie ein wenig. Aber nicht zu hoch. Je mehr Sie die Knie beugen, desto geringer der Schwung.

➥ Beobachten Sie schon einmal Ihren Puls, wie er auf die Belastung reagiert.

Tipp

ERSTE HILFE GEGEN KRATZER UND QUIETSCHER

➥ Damit die Trampolin-Beine keine Spuren auf dem Parkettboden hinterlassen: Schnitzen Sie sich aus Teppichbodenresten sechs kleine Vierecke, die Sie darunterlegen. Das dämpft auch die Hüpfgeräusche. Neu im Handel: »Fidis«, Unterlegscheiben für das Trampolin (Bezugsquelle: siehe Seite 143).

➥ Irgendwann, wenn Sie das Trampolin viel benutzen, fängt es an zu quietschen. Dann ölen Sie die Federn. Dann hört es wieder auf.

Tipp

ALLES IN BALANCE?

Wer Probleme mit dem Gleichgewicht hat, kauft sich ein Trampolin, für das der Hersteller auch einen Haltebügel anbietet. Er stellt sicher, dass man beim Wippen nicht von
der Matte fällt. Der Haltebügel ist auch ideal für Flexband-Übungen. Übrigens: Mit der
Zeit verbessert sich der Gleichgewichtssinn. Achtung: Schwindelig darf es Ihnen auf der
Matte aber nicht werden! Ältere Menschen mit schwachen Beinen fangen am besten
im Sitzen an (Seite 88).

DIE GRUNDTECHNIKEN ...

Wippen eignet sich als Technik vor allem
für Anfänger und Untrainierte, für Menschen, die ihren Körper entgiften oder
einfach entspannen wollen. Ideal auch für
das Warm-up und Cool Down vor und
nach dem Training (eine genaue Anleitung finden Sie auf Seite 84).

Walking liegt als Outdoor-Sportart bei
Jung und Alt voll im Trend. Warum bei
Regen nicht die Schuhe im Schrank lassen
und auf der Matte walken (Seite 89)?

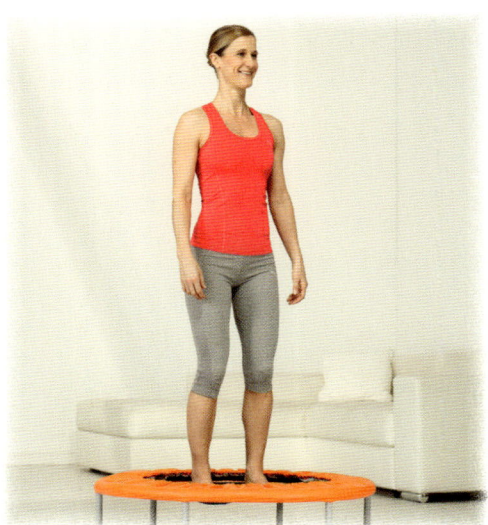

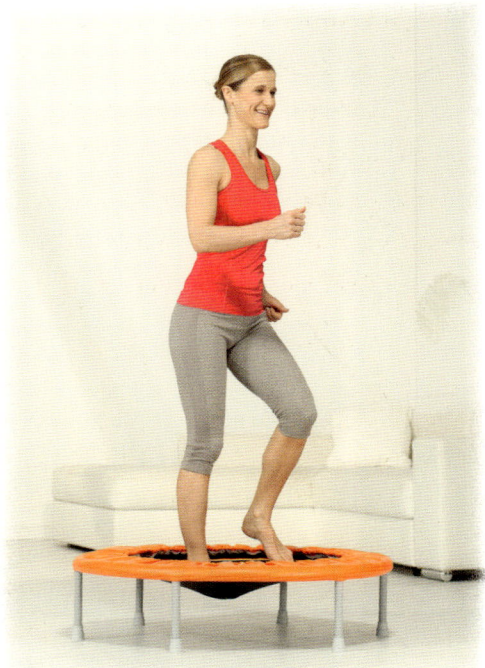

Laufen ist gesund – egal, wo man es tut. Wer auf der Matte läuft, verliert Pfunde besonders effizient und schont seine Gelenke (Seite 92).

Hüpfen ist purer Trampolin-Spaß für große und kleine Kinder. Darüber hinaus ist es ein hervorragendes Krafttraining und ideal als Medizin gegen schlechte Laune oder Stress. Keine Angst, auch hier geht es nicht zu hoch hinaus (Seite 96).

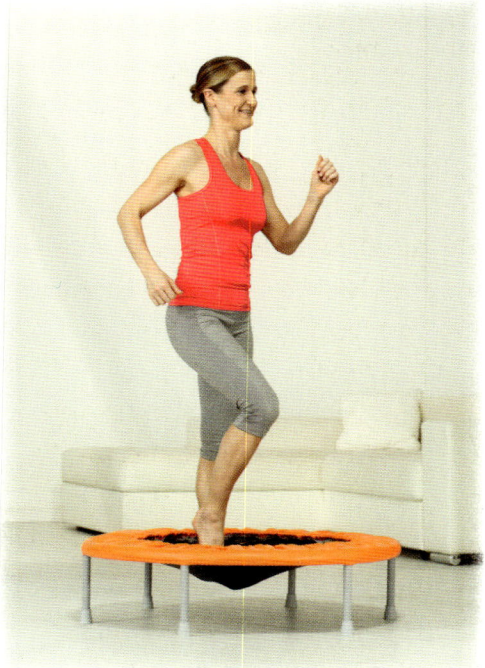

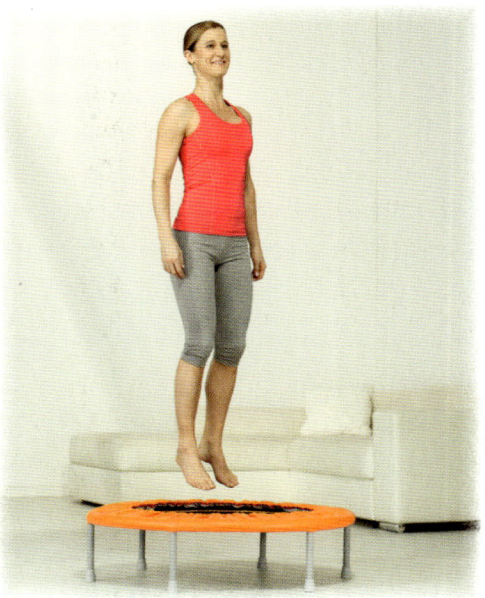

... UND DIE PROGRAMME

Keiner sagt, dass Sie mit dem Buch in der Hand auf die Matte gehen und streng nach Vorschrift wippen müssen. Damit Sie effizient und sicher trainieren, sollten Sie allerdings die wichtigsten Tipps und Informationen kennen. Halten Sie sich also – wenigstens am Anfang – an die

vorgeschlagenen Programme. Welches hätten Sie denn gerne?

Das Couch-Potato-Programm
Das ideale Training für Einsteiger. Ein Muss, wenn Sport in Ihrem Leben bisher nur auf der Tribüne im Fußballstadion oder auf der Couch vor dem Fernseher stattgefunden hat. Machen Sie sich ab Sei-

te 78 langsam und ohne Überanstrengung mit dem Trampolin vertraut. Gewöhnen Sie Ihren Körper und Stoffwechsel an die Bewegung und verbrennen Sie dabei Kalorien. Sobald Sie genügend Ausdauer getankt haben und Ihnen dieses Programm zu langweilig wird, wechseln Sie zum Fatburner-Programm.

Das Fatburner-Programm

Damit bringen Sie Ihren Fettstoffwechsel richtig auf Touren, verbrennen mit Ihrem Fatburner-Puls Fettmolekül um Fettmolekül. Und Sie tanken dabei Fitness. Auf Seite 106 finden Sie das Fatburner-Programm für Einsteiger. Sobald dieses Programm Sie nicht mehr ausreichend fordert, können Sie zum Fatburner-Expertenprogramm wechseln (Seite 108).

Das KFK-Programm

Sie absolvieren bereits seit zwei Wochen regelmäßig das Fatburner-Programm – und haben Lust auf mehr? Dann sind Sie bereit für das KFK-Programm (Kraft-Fettweg-Kombi-Programm), nehmen das Flexband dazu und trainieren mit den Muskelübungen zusätzlich Schulter, Rücken und Brust (Seite 113).

Das Dehn-Programm

Hängen Sie an jedes Training ein kleines Dehn-Programm, das Ihre Muskeln lang und geschmeidig macht. Eine große Aus-

wahl an Übungen finden Sie ab Seite 134. Dehnen macht nicht nur die Muskeln, sondern auch die Sehnen geschmeidig. Und geschmeidige Sehnen stabilisieren die Gelenke. Wichtig auf dem Trampolin.

Die 3-Minuten-Achtsamkeitsübung

Entdecken Sie das Trampolin-Training als einen kurzen Fitness-Snack für zwischendurch. Drei Minuten reichen, um Stress abzubauen und den Kopf wieder klar zu kriegen. Eine Übung, die Sie auch in Ihren Büroalltag einstreuen können, finden Sie auf Seite 126.

Das Fitness-Verwöhn-Programm für zwei

Legen Sie Ihren Partner, Ihren Kollegen, Ihre Oma auf die Matte und gönnen Sie dem Liegenden eine Massage – während Sie selbst Fitness tanken. Das Trampolin fungiert dabei als Masseur. Seite 127.

Das Programm für junge Hüpfer

Auch Kinder haben Spaß auf der quicklebendigen Matte. Sie macht Pummelchen schlank, schult die Koordination der Knirpse und schenkt Selbstsicherheit. Ein Kids-Special finden Sie ab Seite 129.

Das kleine Tanz-Programm

Auf Seite 117 wecken Sie den Tiger und entdecken das Kind in sich. Nichts macht den Start in den Tag fröhlicher oder schickt die Arbeitsstress-Hormone so schnell in die Wüste wie 130 bpm.

Das Yoga-Programm

Wir alle freuen uns über ganz viel Balance im Leben. Die trainieren wir wunderbar auf dem Trampolin. Und erst recht mit Yoga auf dem Trampolin. Hier bitte beachten: Die Übung ist am Anfang alles andere als perfekt. Der Weg ist das Ziel. Seite 124.

Das Hantel-Programm

Zwei Schwingungspartner ackern gemeinsam für mehr Energie, mehr Kraft, mehr Leistung – und eine schöne, straffe Figur, bis in die Oberarme. Die Schwungmasse-Hanteln bringen auf Seite 120 noch mehr Dynamik in die Bewegung. Erhöhen die Fettverbrennung um 30 Prozent.

KLEINES HÜPFER-EINMALEINS

Die richtige Haltung

Sie können auf dem Trampolin Ihren Rücken stärken und wirksam Probleme der Wirbelsäule und Bandscheiben vorbeugen. Sie müssen nur vor jedem Training beim lockeren Warm-up-Federn auf Ihre Haltung achten. Versuchen Sie, Spannung im Körper aufzubauen. Und das geht so:

⮕ Stellen Sie sich hüftgelenkbreit hin, das heißt, die Füße stehen parallel und so weit auseinander, dass ein weiterer Fuß gut dazwischenpassen würde.

⮕ Verteilen Sie Ihr Körpergewicht gleichmäßig auf beide Füße. Auch Ihre Füße haben Muskeln. Und diese arbeiten auf dem Trampolin aktiv mit.

⮕ Beugen Sie die Knie leicht.

⮕ Ziehen Sie den Bauch leicht ein, um ein Hohlkreuz zu vermeiden.

⮕ Senken Sie die Schultern nach hinten unten, um die Brust aufzurichten.

⮕ Ziehen Sie Ihr Kinn sanft zum Hals. Damit richten Sie Ihre Halswirbelsäule auf. Stellen Sie sich vor, Ihr Kopf hinge an einem unsichtbaren Faden.

⮕ Bauen Sie so von den Fußspitzen bis zum Kopf eine gute Haltung auf, jedoch ohne sich dabei zu verkrampfen. Bleiben Sie locker. Und überprüfen Sie Ihre Haltung zwischendurch immer wieder.

Immer im Blick: der Puls

Achten Sie laufend auf Ihren optimalen Puls, wenn Sie Fitness tanken, Muskeln aufbauen und möglichst effizient Pfunde loswerden wollen. Auf Seite 74 finden Sie praktische Tipps dazu, auf Seite 55 mehr Infos zum Fatburner-Puls.

Das Dehnen nicht vergessen!

Bitte weiterlesen – auch wenn Sie keine Muskeln aufbauen, sondern nur mit dem Fatburner-Programm Pfunde verlieren wollen. Auch dann müssen Sie ein kleines Dehn-Programm an das Training anschließen. So schützen Sie Ihre Muskeln vor Überlastungen und Verletzungen. Vergessen Sie Zeitungsberichte, in denen »Dehnen bringt nichts« steht. Es gibt immer einen Forscher, der etwas »Neues« entdeckt. Gucken Sie lieber in die Natur: Tiere dehnen sich. Dehnen hilft immer – nur ist der natürliche Stretching-Reflex beim Menschen unterentwickelt. Beobachten Sie mal Katzen und Hunde, wie sie sich nach jedem Aufstehen ausgiebig strecken. Wir Menschen tun das leider lange nicht so intensiv. Weshalb unsere Muskeln immer kürzer werden – egal, ob wir Sport treiben, egal, ob wir hüpfen, laufen oder walken. Und das tut irgendwann ganz schön weh. Es sei denn, man unternimmt etwas dagegen. Was, das steht im Dehn-Programm ab Seite 134. Den Erfolg werden Sie schon nach zwei bis drei Wochen spüren, wenn die Schmerzen nachlassen …

Krafttraining

Allein über die G-Kraft (Seite 14) wird auf dem Trampolin jede einzelne Muskelzelle trainiert. Sie können das Training mit den Flexbändern aber noch intensivieren – und kombinieren so clever Kraft- und Ausdauertraining. Mit den Kombi-Übungen werden auch Arme und Oberkörper kräftig gefordert. Das tut Ihrem Rücken, Ihrer Haltung gut, gibt mehr Kraft, Dynamik, Vitalität.

Tiefe Atmung

Achten Sie immer darauf, dass Sie tief und rhythmisch atmen. Vor allem sollten Sie bewusst möglichst lange ausatmen. Sie atmen dann automatisch wieder tief in Ihren Bauch ein und füllen die ganze Lunge mit kostbarem Sauerstoff. Damit beugen Sie schmerzhaftem Seitenstechen vor und durchfluten

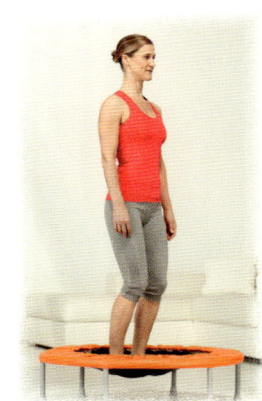

Wichtig für Ihren Rücken: die aufrechte Haltung beim Training

Ihre Muskeln mit Sauerstoff. Andernfalls werden sie sauer und verbrennen kein Fett. Ihr Körper schlägt dann Alarm: Sie werden kurzatmig, fangen an zu japsen und atmen nur noch über die Brust. Tipp: Öffnen Sie vor dem Training das Fenster. Was nützt Ihnen die beste Atmung, wenn Sie nur die stickige Wohnzimmerluft inhalieren?!

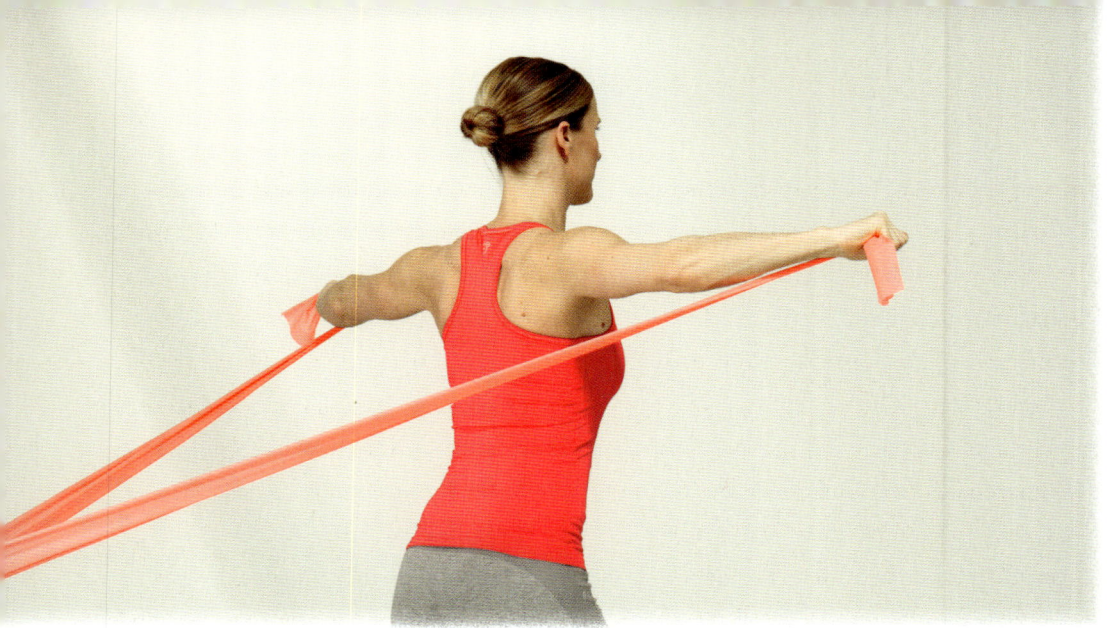

DIE TRAMPOLIN-TECHNIK

Aller Anfang ist leicht – wenn man nicht gleich aufs Ganze geht und mit kleinen Schritten beginnt.

WIPPEN AUF DEM MINI-TRAMP

… ist die ideale Kennenlern-Technik für das Trampolin, bevor Sie sich an die Sprünge wagen. Wippen heißt: ein Gefühl für das Trampolin bekommen und den Gleichgewichtssinn testen – ohne Risiko und übermäßige Anstrengung. Wippen ist leichtes und kontrolliertes Hüpfen. Die Füße bleiben dabei immer in Kontakt mit der Sprungmatte. Erst wenn Ihnen das Wippen langweilig wird, sollten Sie andere Techniken ausprobieren. Aber Sie werden immer wieder auf das Wippen zurückkommen. Zum Beispiel:

Beim Warm-up und Cool Down

Wippen eignet sich besonders, um den Körper langsam auf Touren zu bringen und am Ende langsam runterzufahren.

Wenn Sie entgiften wollen

Wippen auf dem Trampolin regt den Lymphfluss, das körpereigene Abwassersystem, an. Mehr lesen Sie ab Seite 49.

In stressigen Situationen

Entdecken Sie das Wippen im Alltag, im Job, wenn Sie der Chef nervt, wenn Sie die Arbeit erdrückt, wenn Ihnen der Kopf raucht. Und wenn Sie das Gefühl haben, keine Sekunde länger auf Ihrem Stuhl sitzen zu können. Wir wissen: Stress ist ein Ur-Programm, mit dem sich unser Körper in kritischen Situationen einen Power-Schub verschafft – um zu fliehen oder zu kämpfen. Der Stress killt uns also nicht, weil wir keinen Stress vertragen können, sondern weil wir ihn nicht abreagieren dürfen. Weil wir zwischen Konferenzen und Terminen schlecht die Laufschuhe anziehen und zum Joggen gehen können. Aber wir können uns auf das Trampolin stellen und wippen. Drei Minuten reichen. Probieren Sie's aus!

Wenn Ihr Kopf leer ist

Sie kennen das: Sie sitzen vor dem Bildschirm, grübeln und warten auf den rettenden Einfall. Aber es passiert nichts. Das liegt daran, dass unser Denken in zwei separaten Gehirnhälften stattfindet. In der linken Gehirnhälfte sitzt die Logik, das analytische, mathematische Denken, die Ordnung, die Disziplin. In der rechten speichern wir Bilder und Emotionen.

Dort sitzen die Intuition und die Fähigkeit, zu träumen. Nur wenn beide Gehirnhälften zusammenarbeiten, sind wir kreativ, haben neue Ideen. Und jetzt kommt's: Durch das Wippen auf dem Trampolin können Sie das Zusammenwirken beider Gehirnhälften positiv beeinflussen.

Wenn die Gelenke schmerzen

Für Gelenke und Bandscheiben ist Wippen die schonendste Technik auf dem Trampolin. Solange Sie wippen, reduzieren Sie die Belastung auf ein Niedrigstniveau. Gleichzeitig stärken Sie Gelenke und Knochen. Sollten Sie unter starken Beschwerden leiden, empfiehlt sich ein Spezial-Trampolin mit extraweicher Gummibandfederung (siehe Seite 143).

Wenn Sie unter Bluthochdruck leiden

… dann sollten Sie Ihren Körper nur im Spargang bewegen und Ihr Trampolin-Training auf Wippen und Walken beschränken. Reden Sie mit Ihrem Arzt, wenn Sie höhere Sprünge wagen wollen.

Wichtig

WENN SIE SICH SCHLECHT FÜHLEN …

… dann geben Sie nicht gleich auf. Kann schon passieren, dass Sie sich beim Wippen in den ersten Tagen schlapp fühlen, vielleicht ein bisschen Kopfschmerzen haben oder angeschwollene Lymphknoten. Das zeigt nur: Ihr Körper entgiftet (viele bekommen auch Pickel). Einfach weitermachen. Verschwinden die Beschwerden nach drei Tagen nicht, suchen Sie bitte den Arzt auf.

WIPPEN – DIE TECHNIK

Wippen ohne Flexband

➥ Stellen Sie sich aufrecht aufs Mini-Tramp, die Füße hüftbreit. Verlagern Sie Ihr Gewicht vom rechten auf den linken Fuß und zurück, dann von der Ferse zum Ballen.

➥ Beginnen Sie zu wippen: Federn Sie nur mit Ihren Füßen. Die Zehen bleiben stets in Kontakt mit der Matte. Der Schwung kommt aus den Sprunggelen-ken. Die Fußmuskeln arbeiten aktiv mit. Beim Landen abrollen – der Fuß darf nicht steif in der Hochhackige-Schuhe-Stellung verharren. Arme und Schultern baumeln mit oder schwingen nach vorn und nach hinten. 1

➥ Variante: Versuchen Sie jetzt zu twisten. Schwingen Sie auf und ab, die Füße auf der Matte, und drehen Sie Arme und Beine entgegengesetzt: Sie drehen Hüfte und Knie nach links, während die Arme nach rechts schwingen, und umgekehrt. 2

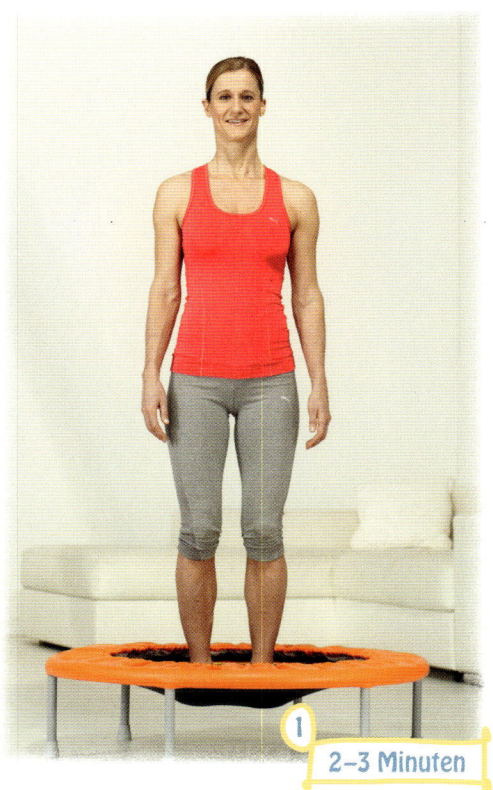

1
2–3 Minuten

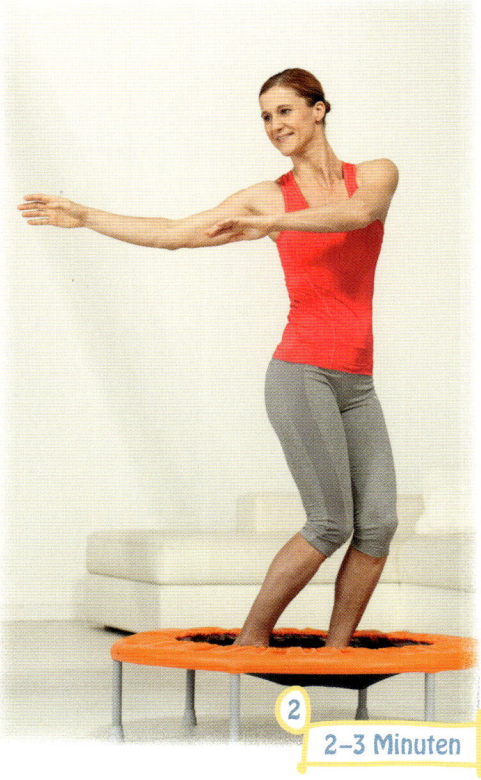

2
2–3 Minuten

Wippen mit leichtem Flexband

So arbeitet der Oberkörper kräftig mit:

➥ Führen Sie das Flexband unter zwei Füßen des Mini-Tramps durch und halten Sie es über Kreuz. Oder stellen Sie das Mini-Tramp mit einem Meter Abstand vor eine Tür, legen Sie das Flexband um die Türklinke. Tür bitte abschließen!

➥ Stellen Sie sich aufs Trampolin, die Bandenden um die Hände gewickelt, und wippen Sie los. Ziehen Sie das Band an den Körper, indem Sie beide Arme beugen und die Ellenbogen nach hinten ziehen. 3

➥ Beherrschen Sie diese Bewegung, dann ziehen Sie das Band mit beiden Armen gleichzeitig nach oben. 4

➥ Kombinieren Sie beide Übungen. Erst zweimal die Arme beugen, dann einmal nach oben strecken. Und wippen!

Wichtig: Achten Sie darauf, die Schultern nicht hochzuziehen! Und halten Sie Ihre Handgelenke während der Übungen immer gerade und stabil.

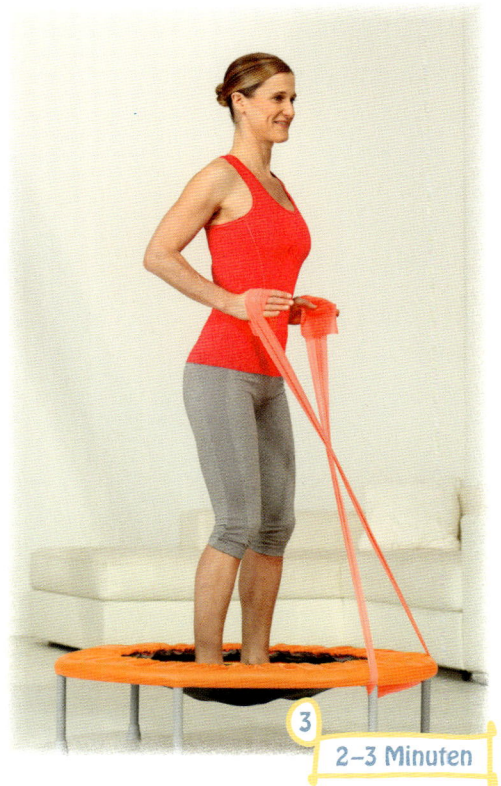

3

2–3 Minuten

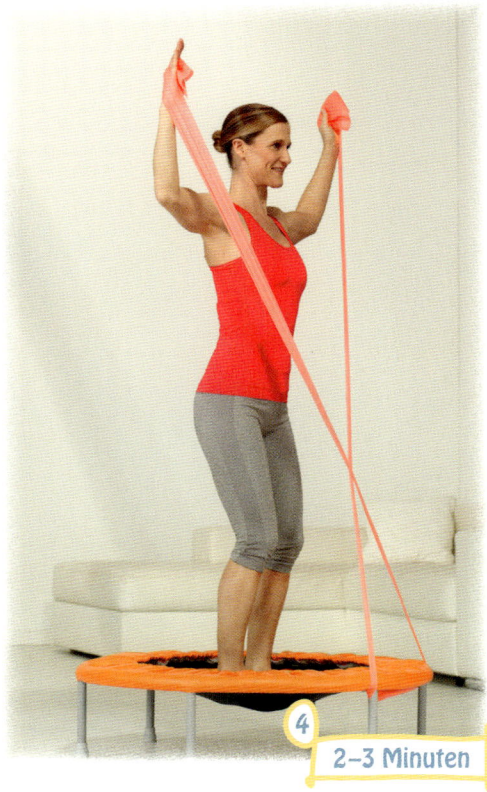

4

2–3 Minuten

DAS SONDERWIPPEN

Gehen Sie ruhig kreativ mit Ihrem
Trampolin um. Sie können es im Sitzen
benutzen und im Liegen. Benutzen Sie es
wie ein aktives Möbel. Mal als einlullende
Wiege – und mal als Hometrainer.

Wippen im Sitzen

Wenn Sie Probleme mit den Beinen
haben, können Sie auch im Sitzen trainieren. Und dabei die Bauch-, Rücken-,
Brust- und Oberarmmuskulatur stärken.
➥ Setzen Sie sich auf die Matte, Beine
anziehen, Füße sind in der Luft. Richten
Sie den Oberkörper auf, wie auf Seite 82
beschrieben.
➥ Wippen Sie nun kraft Ihrer Bauch- und
Beckenmuskulatur los. Sie können dabei
zusätzlich die Arme kreisen lassen oder
vor dem Körper kreuzen. 1

Wippen im Liegen

Null Kraft? Auf nichts Lust? Tanken Sie
im Liegen wippend neue Energien!
➥ Legen Sie sich aufs Trampolin, ein
Kissen unter dem Kopf, die Füße auf dem
Boden.
➥ Bringen Sie das Tuch in Schwingung.
➥ Tauchen die Energien plötzlich auf,
können Sie das Becken anheben, ablegen,
anheben, ablegen. Sie können ein Bein
oder beide nach oben nehmen, strecken,
beugen, strecken, beugen … Die Beine
scheren – rechts vorn, links vorn … 2
Rechtes Bein zum Kopf ziehen, linkes
Bein zum Kopf ziehen … Lassen Sie einfach Ihrer Fantasie freien Lauf.

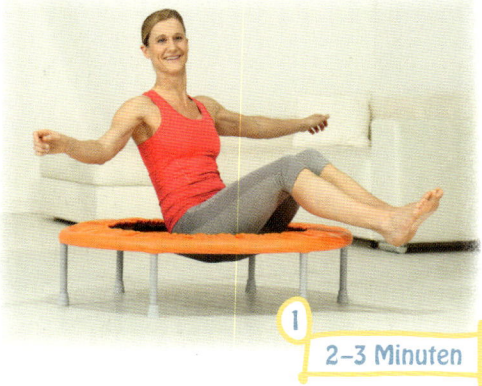

1   2–3 Minuten

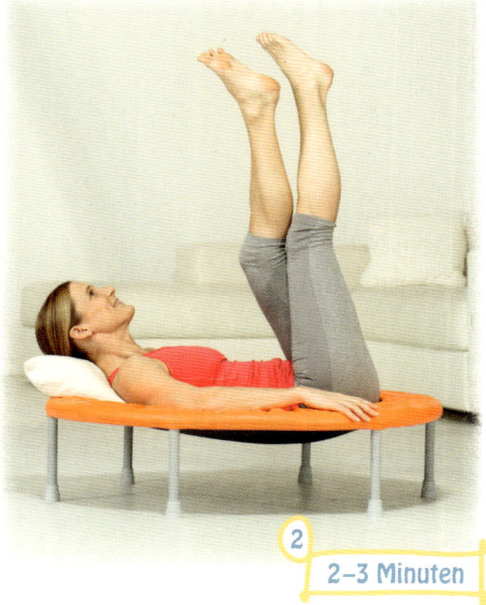

2   2–3 Minuten

WALKING AUF DEM MINI-TRAMP

Aus den Parks und Wäldern sind sie nicht mehr wegzudenken: die dynamischen Geher, die an normalen Spaziergängern wie Läufer mit Siebenmeilenstiefeln vorbeiwetzen. Neudeutsch nennt man das »Walking«. Manche Walker tragen Gewichte bei sich, andere sind mit Stöcken unterwegs. Sportliche Kleidung tragen sie alle. Denn Walking kann im Gegensatz zum guten alten Spaziergang ganz schön schweißtreibend sein. Am besten, Sie probieren es selbst aus – auf dem Trampolin.

Walking schmilzt Pfunde

Das funktioniert auf dem Trampolin besonders gut, weil Sie sich auf elastischem Boden bewegen. Dass man durch Walken Kilos loswerden kann, ist wissenschaftlich erwiesen. Ein Beispiel: Sie wiegen 60 Kilo. Dann verbrennen Sie während 10 Minuten Walken 66 Kalorien (und dürfen für jedes Kilo mehr ein bis zwei Kalorien draufschlagen). Wenn Sie dabei zusätzlich mit Flexbändern arbeiten, verbrennen Sie sogar bis zu 96 Kalorien. Aber: Diese 30 Kalorien mehr holt sich der Muskel aus dem Zuckertank. Dafür bauen Sie jedoch Muskeln auf, erhöhen also Ihr Kapital an Fettverbrennern.

Das Trampolin spart Zeit und Nerven

Sie müssen für Ihr Walking-Training keine zeitraubenden Anfahrten zum Waldrand auf sich nehmen. Sie starten dort, wo Sie gerade sind – in Ihrem Wohn- oder Schlafzimmer. Und Sie haben alles im Blick: Ihre Kinder, Ihre Haustiere – oder Ihren Lieblingsmoderator im TV.

Auf der Matte bleiben heißt trocken bleiben

Seien Sie ehrlich: Wie oft haben Sie sich vorgenommen: »Heute gehe ich raus und tue etwas für meine Fitness«? Und wie oft haben Sie's (gern) gelassen, weil es regnete, weil es zu heiß war, weil es zu glatt war? Mit dem Trampolin können Sie diese Ausreden vergessen. Sie walken und walken, bei Wind und Wetter. Aber auch dann nicht vergessen: Vor dem Training die Fenster öffnen, damit Ihre Lunge frischen Sauerstoff tanken kann.

Walken ohne Flexband

➡ Stellen Sie sich hüftbreit auf das Trampolin (Seite 78). Verlagern Sie Ihr Gewicht von einem Bein aufs andere.
➡ Heben Sie das unbelastete Bein leicht an und beginnen Sie, auf der Stelle zu gehen. Ihre Arme schwingen gegenläufig mit. Das heißt, der linke Arm schwingt nach vorn, wenn Sie das rechte Bein he-

ben, und umgekehrt. Die Ellenbogen sind dabei leicht gebeugt und die Hände zu lockeren Fäusten geballt.

➥ Gehen Sie dynamisch, ziehen Sie die Knie kräftig hoch und schwingen Sie die Arme durch. |

➥ Steigern Sie langsam das Tempo. Aber nicht vergessen: Den Puls unter Kontrolle behalten! Ihr Oberkörper bleibt beim Walken ruhig, Ihre Muskeln und Gelenke fangen die Rückfederung der Matte ab.

Sie unterdrücken mit den Beinen sozusagen die Federung – Sie nutzen das Trampolin also nicht als Sprunggerät, sondern als Stoßdämpfer.

➥ Variante: Versuchen Sie nun, den typischen Trampolin-Effekt ins Walken zu integrieren. Sie gehen dabei langsam und lassen sich dabei leicht vom Trampolin nach oben federn. Ihre Füße bleiben aber immer in Kontakt mit dem Sprungtuch.

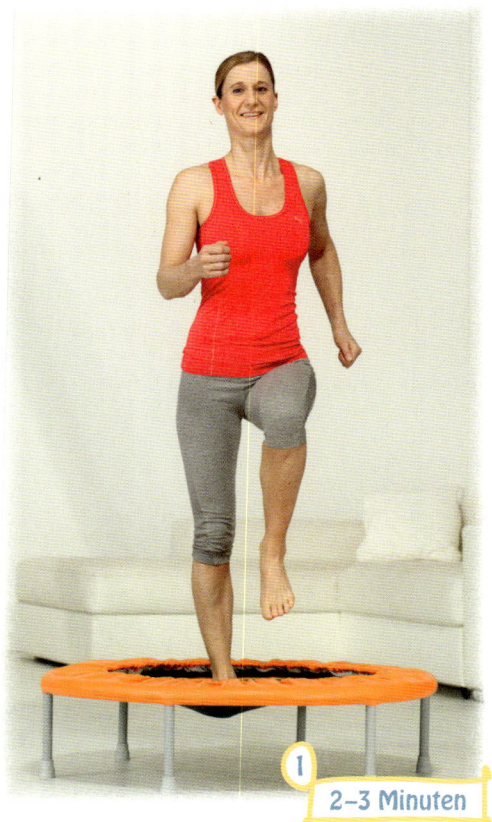

1 2–3 Minuten

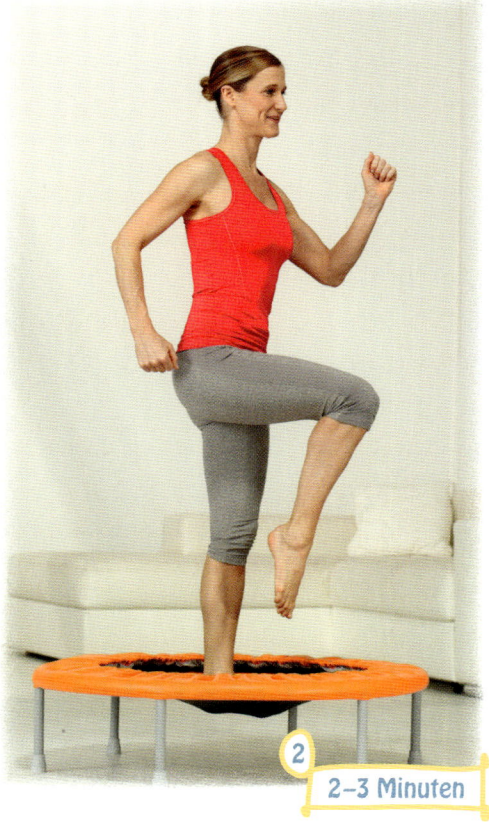

2 2–3 Minuten

➥ Variante: Jetzt probieren Sie eine dritte Walking-Variante aus. Sie gehen wieder wie zu Beginn – ohne zu federn. Sobald Sie nun das linke Bein nach oben ziehen, strecken Sie die Zehenspitzen nach unten in Richtung Matte. Und umgekehrt. Versuchen Sie, jedes Mal mit der ganzen Fußsohle aufzukommen. Damit trainieren Sie vor allem Ihre Waden. 2

Walken mit leichtem Flexband

➥ Führen Sie das Flexband unter zwei Füßen des Mini-Tramps durch. Oder stellen Sie das Mini-Tramp mit etwa einem Meter Abstand vor eine Tür und wickeln Sie das Flexband um die Türklinke.
➥ Stellen Sie sich wieder auf das Mini-Tramp. Nehmen Sie die Bandenden um Ihre Hände, wickeln Sie es auf, bis das Band straff ist, halten Sie die Spannung und beginnen Sie, langsam zu gehen.
➥ Steigern Sie die Übung, indem Sie die Knie heben. Schwingen Sie die Arme gegengleich. Orientieren Sie sich am besten an der Bewegung eines Skilangläufers. 3

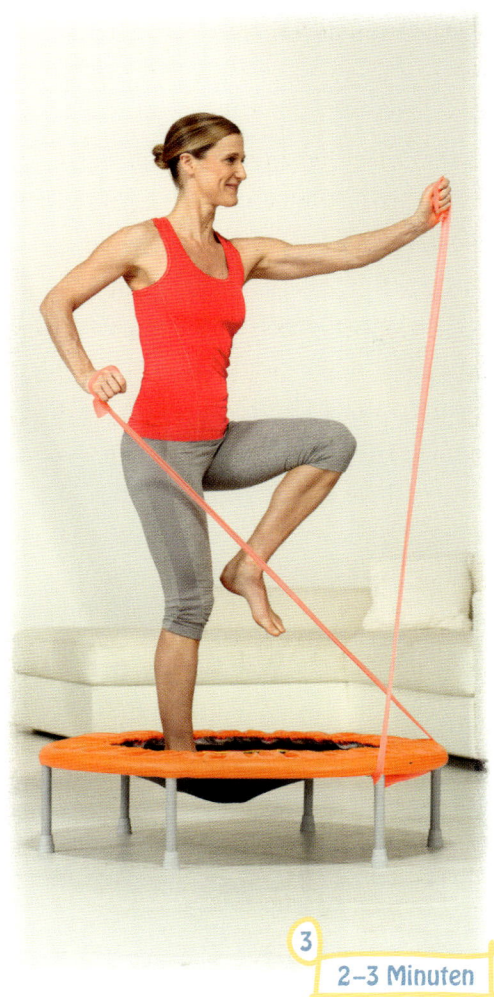

3
2–3 Minuten

Tipp

NUTZEN SIE IHREN GARTEN
… und stellen Sie Ihr Mini-Tramp im Sommer auf die Wiese oder Terrasse. Atmen Sie Frischluft, hören Sie den Spatzen zu, spüren Sie Sonne und Wind. Genießen Sie das Walking auf dem Trampolin im Einklang mit der Natur.

LAUFEN AUF DEM MINI-TRAMP

Ein Paar gute Laufschuhe kostet ungefähr 150 Euro. Aus gutem Grund. Weil Schuhe wie Stoßdämpfer die Gelenke schützen können – je nach Qualität besser oder schlechter. Für etwas mehr als 150 Euro kriegen Sie auch schon ein gutes Trampolin. Und wenn Sie darauf joggen, fühlen Sie sich ultraleicht – wie ein Kleinkind beim Strampeln im Wasser. Und deshalb ist das Trampolin ideal …

Für Läufer mit Gelenkproblemen

Leidenschaftliche Sportler kennen das Drama, wenn die Knie schmerzen. Oder der Knöchel, weil man sich ihn beim letzten Waldlauf verstaucht hat. Das Trampolin hilft, diese Zwangspausen zu verkürzen. Behalten Sie kurze Einheiten auf dem Trampolin bei, auch wenn Sie wieder munter im Wald herumspringen können. Sie beugen so Überlastungserscheinungen vor.

Für Fitte und Trainierte

Wichtige Voraussetzungen für das Lauftraining sind ein gutes Muskelkorsett und ein stabiler Haltungsapparat. Und ein wenig Kondition. Am besten probieren Sie es aus. Laufen Sie los und kontrollieren Sie Ihren Puls. Bleibt er unter Ihrem Grenzwert, dann dürfen Sie weitermachen.

Für effektive Fettverbrennung

Irgendwann bringt das Walken auf dem Trampolin nicht mehr viel für die Fett-

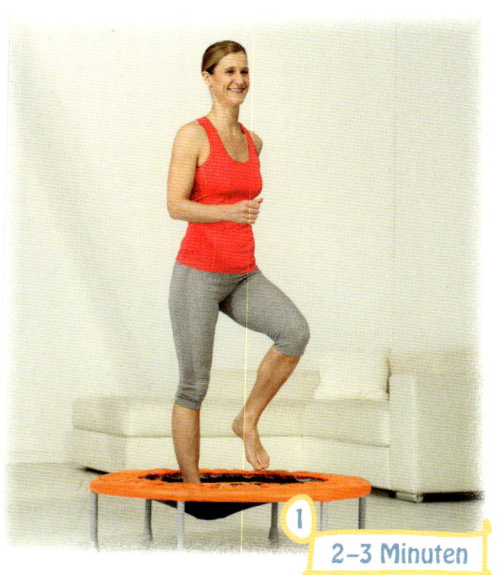

1

2–3 Minuten

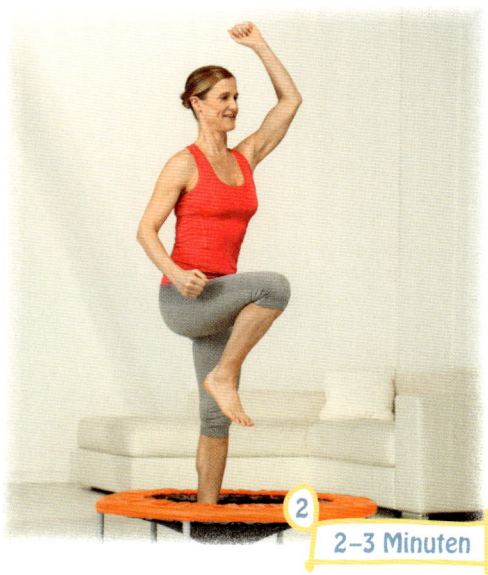

2

2–3 Minuten

verbrennung. Sie können den Pfunden effizienter zu Leibe rücken, wenn Sie loslaufen.

Für schöne Beine

Warum, glauben Sie, rennen Claudia Schiffer, Heidi Klum & Co. tagtäglich auf dem Laufband? Schöne Beine muss man sich erarbeiten. Dann kann sie jeder kriegen, auch Sie. Laufen ist das Beste, was Sie dafür tun können.

Laufen ohne Flexband

➥ In aufrechter Haltung (Seite 82) laufen Sie los wie ein Jogger, nur auf der Stelle. Rollen Sie die Füße sanft vom Vorfuß zur Ferse ab, die Knie bleiben leicht gebeugt. Schwingen Sie die Arme gegengleich mit.

So könnten Sie – mit dem richtigen Puls – einen ganzen Marathon laufen. 1

➥ Variante: Laufen Sie wie zuvor und ziehen Sie die Knie so hoch wie möglich. Setzen Sie dabei Ihre Arme ein. 2

➥ Variante: Verlagern Sie Ihr Gewicht nun leicht nach vorn und versuchen Sie, die Fersen in Richtung Po zu heben. 3

➥ Variante: Machen Sie kleine Trippelschritte auf Ihren Fußballen. Und zwar ganz schnell, bitte. Die Fersen berühren die Matte nur ganz leicht.

➥ Variante: Ein gutes Training für die Rückenmuskulatur. Beugen Sie den Rumpf etwas nach vorn und strecken Sie die Arme in U-Haltung schräg nach vorn oben. 4 Halten Sie den Rücken dabei gera-

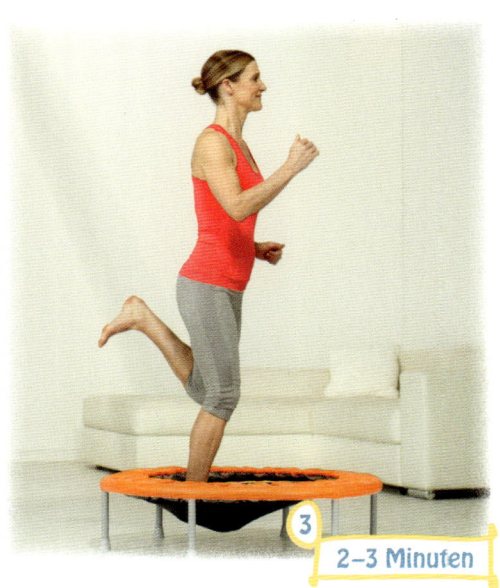

3   2–3 Minuten

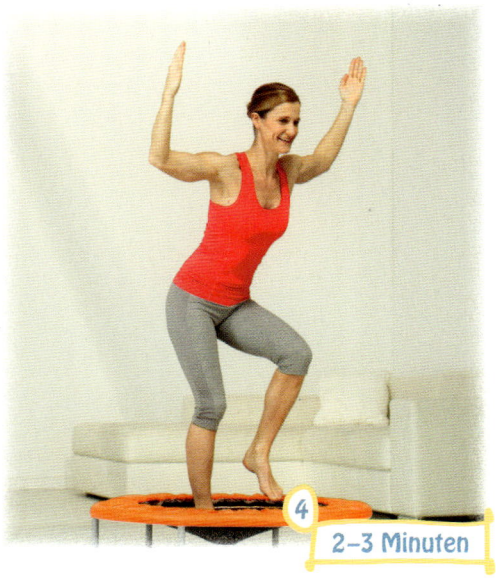

4   2–3 Minuten

de und die Schultern tief. Der Nacken bildet eine Verlängerung der Wirbelsäule. In dieser Haltung trippeln Sie ganz schnell.

➡ Variante: Laufen Sie in aufrechter Haltung und werden Sie zum Schuhplattler. Klatschen Sie mit den Händen gegengleich vorn auf die Knie und hinten auf die Füße, der Oberkörper bleibt dabei gerade: Ihre linke Hand klatscht aufs rechte Knie, die rechte Hand klatscht aufs linke Knie, die linke Hand klatscht auf den rechten Fuß, die rechte auf den linken Fuß … Uff, das schult ganz schön die Koordination. 5/6

Wichtig: Sie haben Knieprobleme? Dann vermeiden Sie es, die Knie ganz durchzustrecken und um mehr als 90 Grad zu beugen. Die Laufvarianten 2 und 5 streichen Sie bitte einstweilen – bis mit den Knien wieder alles in Ordnung ist.

Laufen mit leichtem Flexband

➡ Nehmen Sie das Flexband in die Hände. Das Band sollte etwas länger sein als Ihre Schulterbreite. Dann laufen Sie los und ziehen gleichzeitig das Band mit leicht angewinkelten Ellenbogen auf Brusthöhe auseinander. 7

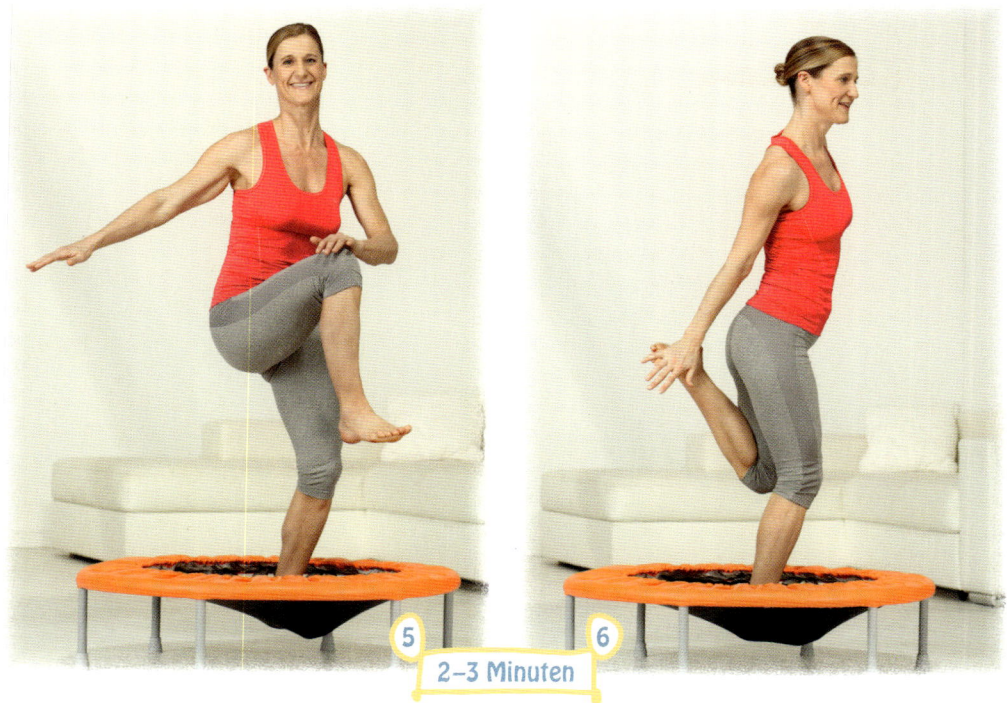

5   6

2–3 Minuten

➥ Nun ziehen Sie das Band diagonal auseinander: erst den rechten Arm oben und den linken unten, dann umgekehrt. 8
➥ Kombinieren Sie nun die beiden Armvariationen.
Wichtig: Vermeiden Sie ruckartige Bewegungen und versuchen Sie, Ihre Arme und Beine zu koordinieren.
Nicht vergessen: Die Haltung muss aufrecht sein, die Schultern bleiben hinten unten. Und der Bauch ist leicht ange-

spannt – damit Sie nicht ins Hohlkreuz ausweichen, wenn Sie das Band nach oben ziehen.
Konzentrieren Sie sich auf die Bewegung der Arme – je korrekter und intensiver Sie sie ausführen, desto wirkungsvoller ist sie für die Armmuskulatur. Feste, straffe Arme sind der Lohn. Fahren Sie eher das Laufen etwas runter und trippeln Sie locker, während Ihre Arme Hochleistung bringen.

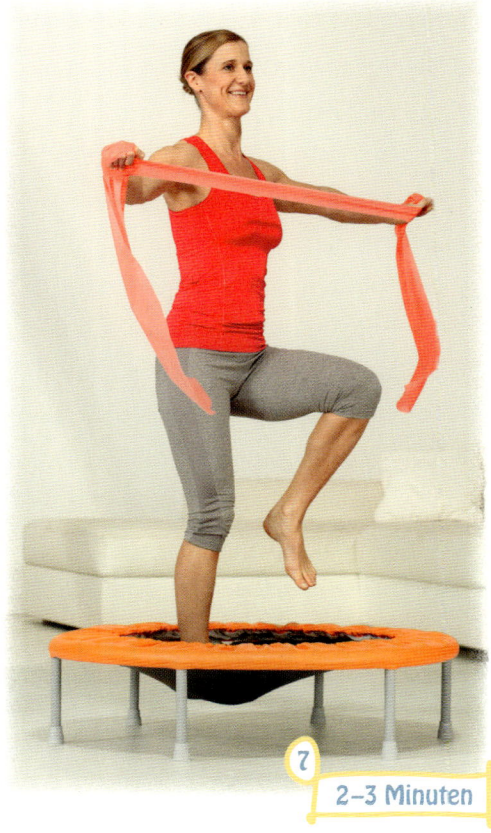

7
2–3 Minuten

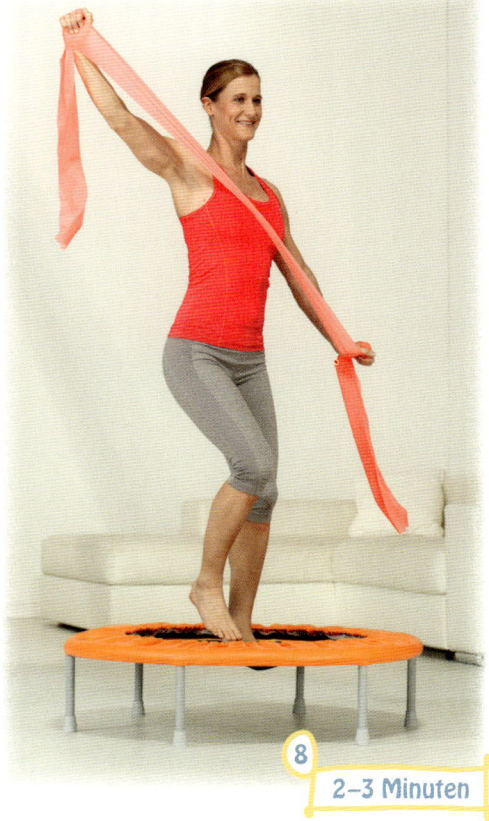

8
2–3 Minuten

HÜPFEN AUF DEM MINI-TRAMP

Springen ist die Technik mit dem größten Fun-Faktor, Trampolin-Training *at its best*. Haben Sie schon mal Kinder beim Herumtoben beobachtet? Wie sie mit Wonne auf Hüpfburgen herumtollen oder auf Betten und Sofas springen? Sie selbst waren auch mal so ein Kind. Und dieses Kind steckt immer noch in Ihnen drin. Also machen Sie ihm eine Freude und hüpfen Sie nach Herzenslust. Einzige Bedingung: Sie sollten einigermaßen trainiert sein. Sonst kommen Sie beim Hüpfen leicht aus dem Gleichgewicht und laufen Gefahr, sich zu verletzen. Im Zweifelsfall tasten Sie sich langsam mit Wippen und Walken an das Springen heran. Sicher hüpfend tun Sie nicht nur Ihren kindlichen Trieben Gutes, sondern auch Ihrem Körper und Ihrem Geist.

Hüpfen macht glücklich

Schon allein das Gefühl von Schwerelosigkeit wirkt wie Balsam auf die Seele. Sie fühlen sich leicht, der Kopf wird frei. Nebenbei löst Hüpfen Verspannungen. Und weil es den Körper so stark fordert, ist es die ideale Soforthilfe gegen Stress.

Hüpfen ist stärker

Sie sind werdender Nichtraucher und leiden unter der Entwöhnung? Oder Sie unterliegen ständig im Kampf gegen die Schokoriegel-Lust? Dann hüpfen Sie jedes Mal auf Ihrem Trampolin, sobald Sie Lust auf eine Zigarette – oder etwas Süßes – verspüren. Drei Minuten reichen. Sie werden sehen: Das hilft.

Hüpfen schult das Gleichgewicht

Machen Sie es wie die Astronauten. Die trainieren seit 40 Jahren auf dem Trampolin, um sich in der kosmischen Schwerelosigkeit zurechtzufinden. Ein guter Gleichgewichtssinn nützt Ihnen aber auch auf der Erde. Egal, ob Sie in den Bergen auf steinigen Wegen wandern, Fahrrad fahren, auf Glatteis gehen – Sie fühlen sich einfach sicherer.

Hüpfen heißt mehr Fitness tanken

Es ist anstrengend. Anstrengender als Joggen. Verbrennt mehr Kalorien. Je schneller Sie hüpfen, desto mehr. Hüpfen ist ein Krafttraining für den ganzen Körper. Probieren Sie es aus: Versuchen Sie mal, 10 bis 20 Minuten auf dem Trampolin zu hüpfen. Natürlich lassen Sie die Pulsuhr nicht aus dem Auge! Am nächsten Tag spüren Sie jeden Muskel. Woran das liegt? An der harten Arbeit, die Ihr Körper leisten muss, damit Sie schweben können. Bei jedem Auf und Ab kommen sämtliche Muskeln zum Einsatz. Wie Federn. Auf Anspannung folgt Entspannung. Andernfalls würde Ihr Körper nach dem Absprung wie ein nasser Sack neben dem Trampolin auf den Boden plumpsen.

Hüpfen ohne Flexband

➥ Stellen Sie sich hüftbreit auf das Trampolin und kontrollieren Sie Ihre Haltung und die Spannung Ihres Bauchs.

➥ Beginnen Sie zu springen. Das funktioniert ähnlich wie das Wippen. Nur lassen Sie sich jetzt nach oben katapultieren, Ihre Füße heben leicht ab. Die Arme lassen Sie locker baumeln. Es kommt nicht so sehr auf die Höhe an, sondern auf die Menge an Sprüngen pro Zeiteinheit. 1

➥ Variante: Twisten Sie, indem Sie die Beine im Sprung nach links oder rechts drehen. Der Oberkörper dreht sich nicht mit. Stemmen Sie die Arme in die Hüfte. 2 Oder schwingen Sie sie seitlich ausgebreitet gegengleich: nach links, wenn die Beine nach rechts drehen, und umgekehrt.

➥ Variante: Jetzt drehen Sie beim Springen die Beine nach außen oder innen. Einmal sind die Zehen, dann die Fersen zueinandergedreht. Die Arme stemmen Sie dabei in die Hüfte.

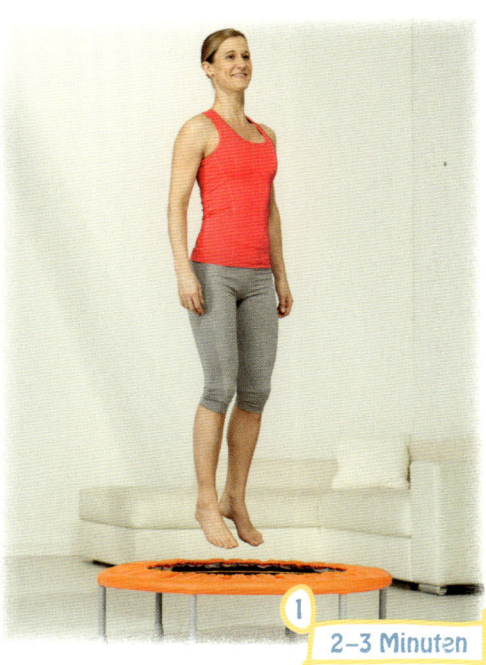

1

2–3 Minuten

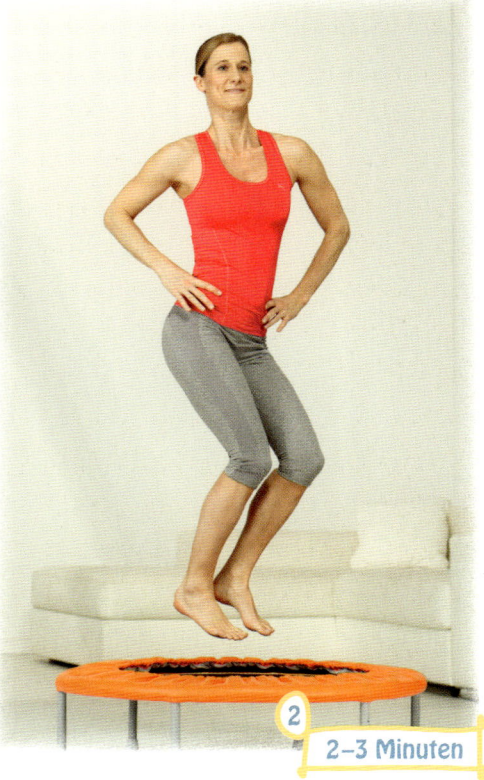

2

2–3 Minuten

➥ Lassen Sie nun Ihre Arme mitspielen. Drehen Sie die leicht zur Seite abgespreizten Arme mit: Sie drehen also die Füße nach innen und gleichzeitig die Arme auch nach innen – die Bewegung kommt aus den Schultern heraus. Dann drehen Sie die Füße nach außen und ebenso die Arme nach außen. **3**

➥ Variante: **Hüpfen Sie abwechselnd auf einem Bein, zweimal auf dem rechten, zweimal auf dem linken Bein – und so weiter. Die Arme schwingen wie beim Walken locker mit. **4**

➥ Variante: **Boxen Sie beim Hüpfen mit den Armen in die Luft. Zuschlagen, nicht nur die Arme nach vorn strecken! **5**

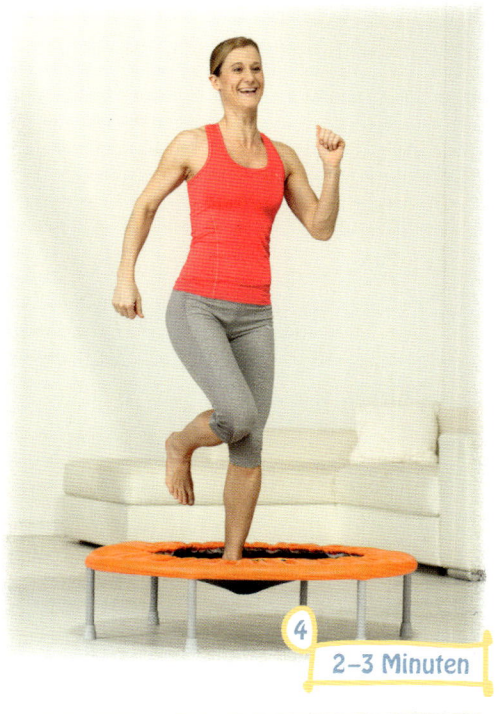

4
2–3 Minuten

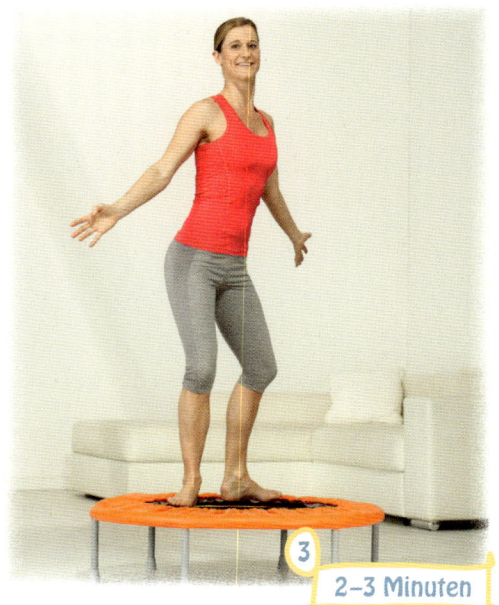

3
2–3 Minuten

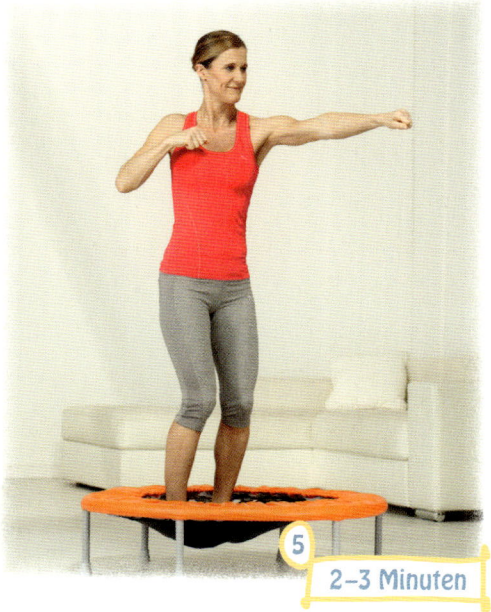

5
2–3 Minuten

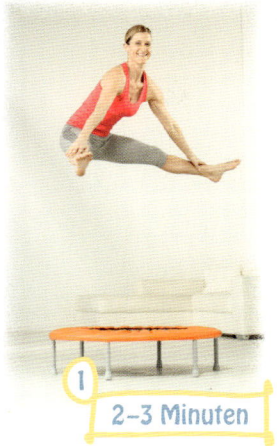

1

2–3 Minuten

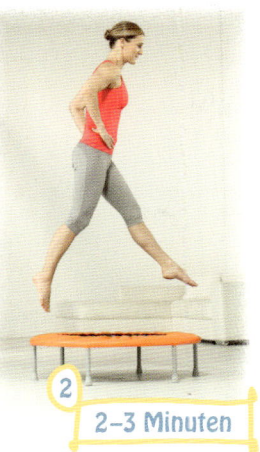

2

2–3 Minuten

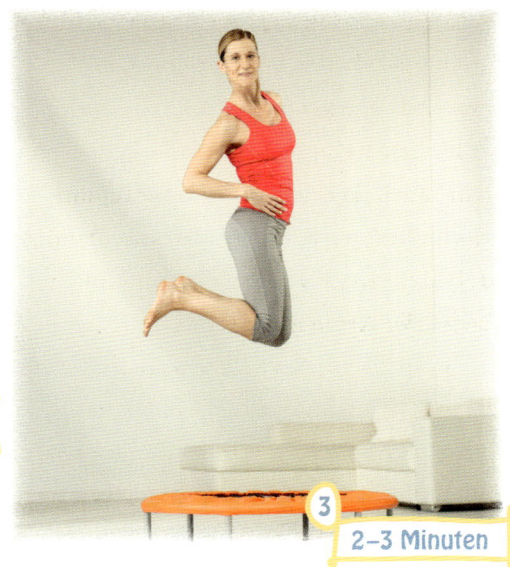

3

2–3 Minuten

EXPERTEN-SPRÜNGE AUF DEM MINI-TRAMP

Folgende Sprungvarianten probieren Sie bitte nur dann aus, wenn Sie sehr gut trainiert sind – als Profi auf dem Trampolin.

➥ Machen Sie Grätschsprünge. Spreizen Sie die Beine zur Seite, während Sie in der Luft sind. Machen Sie zwischen den Sprüngen immer kleine Zwischenhüpfer, damit Sie sich nicht überfordern.

➥ Sobald Sie die Beinbewegung sicher beherrschen, können Sie versuchen, beim Grätschen mit den Händen in Richtung Ihrer Füße zu greifen. 1

Wichtig: Achten Sie darauf, dass Sie hoch genug springen, damit Sie die Beine am Ende wieder in die gestreckte Ausgangsposition bekommen. Nur so landen Sie sicher auf der Matte. Und arbeiten Sie

wirklich nur mit den Beinen. Der Oberkörper bleibt ruhig. Sonst verlieren Sie das Gleichgewicht.

➥ Variante: Jetzt versuchen Sie Schrittsprünge. Sie spreizen die Beine in der Luft, das rechte nach vorn, das linke nach hinten. Und vergessen Sie die Zwischenhüpfer nicht! 2

➥ Sobald Sie die Beinbewegung sicher beherrschen, nehmen Sie Ihre Arme während des Sprungs nach oben.

➥ Variante: Seitliches Anfersen. Führen Sie beim Springen die Fersen seitlich zum Gesäß, abwechselnd nach links und nach rechts. Die Knie bleiben zusammen, Oberkörper und Oberschenkel bilden eine gerade Linie. 3

Wichtig: Das Trampolin sollte bei Ihren Expertensprüngen auf rutschfestem Untergrund stehen. Ideal ist ein flauschiger Wohnzimmerteppich. Oder Sie schneiden sechs Quadrate aus einem alten Teppichboden, die Sie unter die Beine legen. Oder Sie bestellen sich Fidis (siehe Seite 143).

Mit leichtem Flexband

➥ Führen Sie das Flexband unter zwei Füßen des Mini-Trampolins durch. Wickeln Sie die Enden um Ihre Hände. Und achten Sie darauf, dass Sie Ihre Handgelenke gerade und stabil halten.

➥ Beginnen Sie, auf dem Trampolin zu twisten und schwingen Sie Ihre Arme gegengleich mit. Halten Sie dabei das Flexband unter Spannung. 4

➥ Variante: Machen Sie jetzt Schrittsprünge. Die Hände abwechselnd gegengleich zu den Beinen auf Bauchnabelhöhe nach vorne führen: Das rechte Bein ist mit dem linken Arm vorn und das linke Bein mit dem rechten Arm. 5

Wichtig: Diese Übungen wirklich nur mit einem ganz leichten Flexband durchführen, sonst wird das Ganze instabil. Und: Sie sind anstrengend. Wenn Sie aus der Puste kommen, Hände locker nach unten hängen lassen, Pause einlegen.

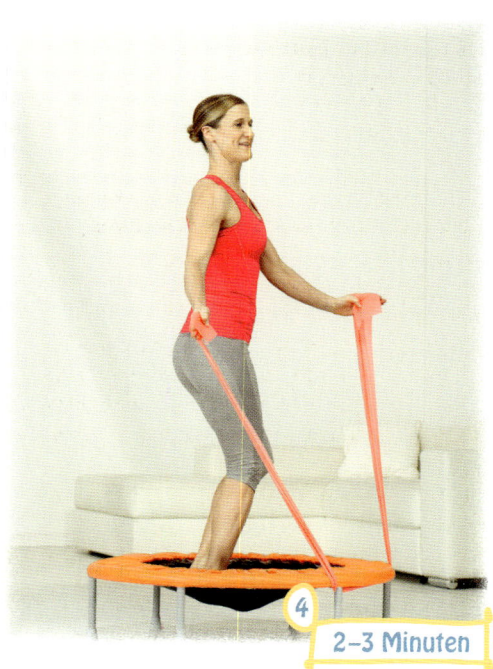

4

2–3 Minuten

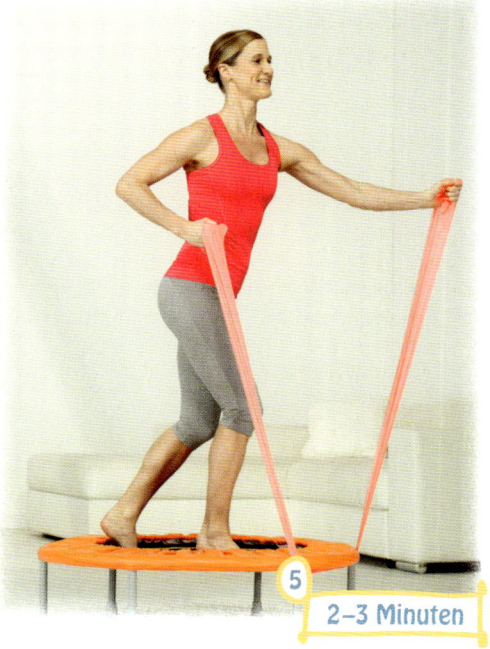

5

2–3 Minuten

INTERVIEW MIT BOBBY DIXON, DEM TRAMPOLIN-CLOWN

Trampolinspringen trainiert jeden Muske . Vor allem die Lachmuskeln – wenn man Bobby Dixon in der Manege erlebt: den lustigsten Menschen, den der schwerelose Raum zurzeit zu bieten hat.

VIEL SPASS – MIT DEM CLOWN AUF DEM TRAMPOLIN

Weltweit kennt man den gebürtigen US-Amerikaner mit seiner komischen Trampolin-Nummer. Er trat schon mit Stars wie Julio Iglesias und Paul McCartney auf. In Deutschland kennt man ihn aus »Stars in der Manege« und anderen Shows. Heute ist Bobby Dixon Anfang sechzig, lebt in Holland und denkt noch lange nicht ans Aufhören.

Sie touren mit einer Nummer durch die Welt, in der Sie als Komiker auf dem Trampolin springen.

Ich trete als alter, betrunkener Sportler auf, der von einem Turm ins Schwimmbad springt. Allerdings springe ich nicht ins Wasser, sondern in das Sprungtuch eines Trampolins. Und ich mache viele ulkige Versuche, bis es mir am Ende der Nummer gelingt, einen schönen Sprung hinzulegen.

Warum treten Sie als Komiker auf?

Ganz einfach: Was könnte denn schöner und befriedigender sein, als sein Geld zu verdienen, indem man Menschen zum Lachen bringt und damit glücklich macht?

Clowns machen glücklich, das kann man im Zirkus in den Kinderaugen lesen. Macht Trampolinspringen glücklich?

Die einen laufen Marathon. Die anderen machen fünf Minuten Gymnastik gleich nach dem Aufstehen. Jeder Mensch hat eigene Vorlieben, um sich fit zu halten. Ich weiß nur: Wenn es etwas gibt, das jedem Spaß und gute Laune bringt, dann ist das gute Comedy.

Wie kommt man auf so eine Nummer?

Das liegt nahe, wenn man wie ich vom Turmspringen kommt. Ich habe das schon als Kleinkind gemacht. Und bin deshalb schon seit frühester Kindheit mit dem Trampolin vertraut. Trampoline sind nämlich die idealen Trainingsgeräte für Turmspringer. Man kann Figuren üben, ohne nach jedem Sprung aus dem Wasser zu schwimmen und auf den Turm klettern zu müssen.

Sie sind ja nicht mehr zwanzig – und Ihre komische Nummer verlangt Ihnen Höchstleistungen ab. Wie machen Sie das?

Indem ich sehr hart trainiere. Mit dem Menschen ist es eben wie mit einem Oldtimer: Ab einem gewissen Alter läuft er nur noch, wenn man ihn lebenslang gepflegt hat.

Dann ist Trampolinspringen ein richtiger Wettkampfsport?

Das kann man wohl sagen. Trampolinspringen gehört seit den Spielen in Sydney 2000 sogar zu den olympischen Disziplinen. Die besten Trampolinspringer der Welt kommen heute nicht mehr aus den USA, sondern aus Russland, Frankreich und England.

Wenn man Ihnen bei Ihren akrobatischen Leistungen im Zirkus zuguckt, fürchtet man um Ihr Leben. Das Mini-Trampolin ist aber nicht gefährlich – oder?

In einem gewissen Sinn kann auch das Überqueren einer Straße lebensgefährlich sein. Wenn Sie also Ihr Mini-Tramp in der Nähe eines Fernsehgeräts, eines Glastischs oder eines Möbelstücks mit scharfen Kanten aufstellen oder in einem Raum mit niedrigen Decken – dann kann es gefährlich sein. Oder auch, wenn Sie Herzpatient sind und Ihren Freunden zeigen wollen, wie lange Sie springen können. Wenn Sie vernünftig mit Ihrem Trampolin umgehen, ist es ein hervorragendes Trainingsgerät.

Warum ist das Trampolinspringen so faszinierend?

Weil es einem das Gefühl von Freiheit gibt. Die Menschen hat es schon immer gereizt, zu springen – egal, ob von einem Sprungturm oder aus einem Flugzeug mit einem Fallschirm oder auf dem Trampolin. Fahren Sie doch mal einen Looping in der Achterbahn. Das kommt schon ziemlich nah ans Fliegen heran. Aber Sie verschaffen sich dieses Gefühl billiger, unkomplizierter jeden Tag auf einem Trampolin.

Und obendrein trainiert man dabei auch noch sehr effizient den Körper.

Richtig. Weil man mit jedem Sprung jeden Muskel anspannen muss, um den Körper während des Sprungs stabil zu halten.

Was spricht Ihrer Meinung nach für ein Mini-Tramp?

Mal abgesehen davon, dass man mit einem Trampolin sehr effizient trainiert und seinen Gleichgewichtssinn schult, sind Mini-Tramps verhältnismäßig billig. Ein gutes Mini-Tramp kriegen Sie schon ab 180 Euro. Ein Laufband dagegen kostet mehrere Tausend Euro.

Können Sie einen Tipp geben, wie man sich als Anfänger dem Trampolin am besten annähert?

Das Trampolin ist ein Idioten-Gerät. Das heißt: Jeder kann sofort losspringen. Das ist natürlich ein großes Plus für Einsteiger. Man muss nicht erst ewig üben, um ein Erfolgserlebnis zu kriegen. Aber man kommt leicht in die Versuchung, zu schnell zu viel zu machen. Völlig untrainierten Leuten rate ich einfach: langsam anfangen.

In welchem Alter sollte man nicht mehr auf das Trampolin steigen?

In keinem. Solange man auf dem Trampolin nur trainiert, kann man es ewig machen. Ich habe kürzlich Leute getroffen, mit denen ich vor 35 Jahren auf dem Trampolin trainiert habe. Die sind alle noch topfit. Sogar der Trainer. Und der ist heute 85 Jahre alt!

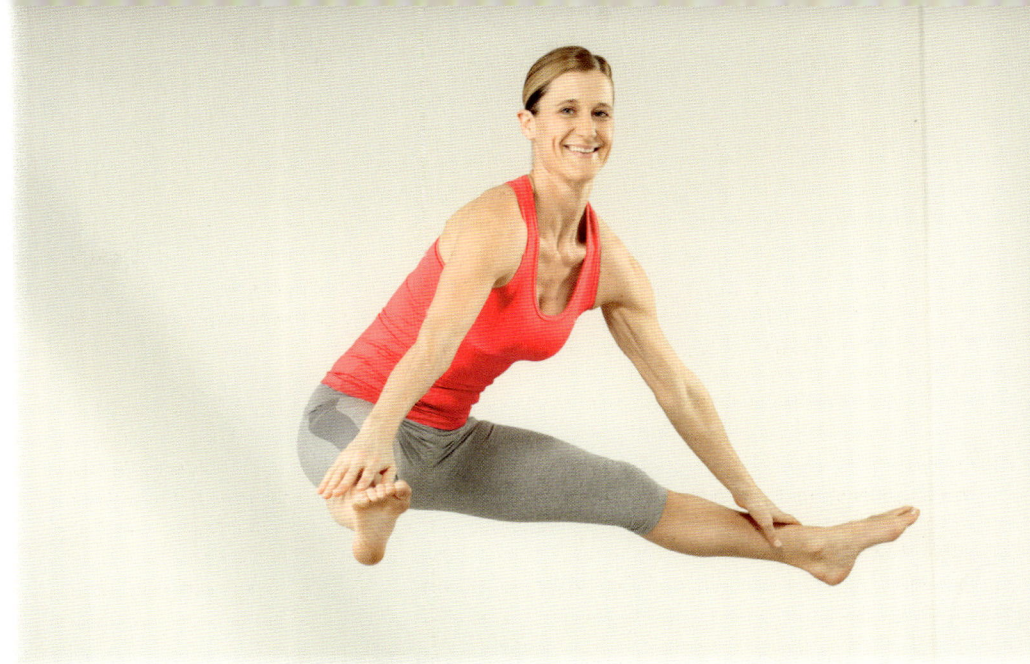

CLEVERE
TRAININGSEINHEITEN

Nun geht's los. Wenn Sie Anfänger (in) sind, starten Sie mit dem Couch-Potato-Programm. Und wippen sich langsam hoch – über das Fatburner-Programm für Anfänger zu dem für Experten. Sobald Sie Lust auf mehr und Ihr Puls unter Kontrolle haben, setzen Sie das Flexband ein – im KFK-Programm, der ultimativen Kraft-Fettweg-Kombi. Natürlich hängen Sie an jedes Training ein kleines Dehn-Programm an. Picken Sie sich ab Seite 134 die Übungen raus, die Ihnen guttun.

Die 3-Minuten-Achtsamkeitsübung von Seite 126 ist der ideale Break am Schreibtisch: Stress abbauen, Kopf klar kriegen, gute Laune tanken. Auch zu zweit kann man das Trampolin nutzen. Tun Sie Ihrem Partner, Ihrem Kind, Ihrem Kollegen etwas Gutes. Das Trampolin fungiert als Masseur, und Sie selbst tanken dabei Fitness.

Lustig geht's zu ab Seite 129 – mit dem Hampelmann oder dem Pendel. Das Programm für junge Hüpfer macht auch Erwachsenen Spaß.

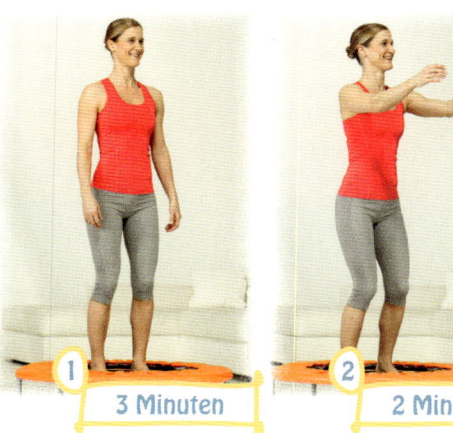

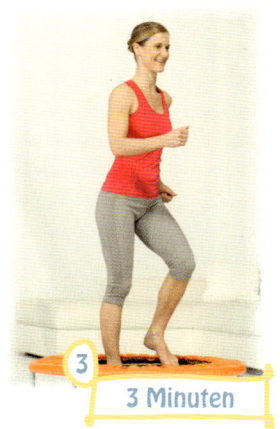

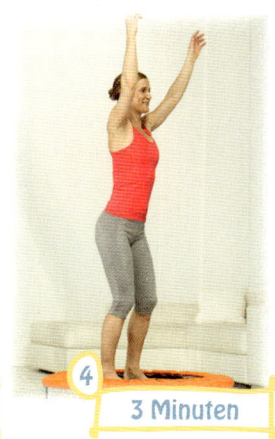

| ① 3 Minuten | ② 2 Minuten | ③ 3 Minuten | ④ 3 Minuten |

DAS COUCH-POTATO-PROGRAMM

Der erste Schritt ist der wichtigste. Gerade wenn Sie es bisher nicht geschafft haben, Sport und Fitness zu einem Teil Ihres täglichen Lebens zu machen. Legen Sie gleich los – aber gemächlich! Sie haben vielleicht schon gehört, was mit Leuten passiert, die sich untrainiert auf einen 10-Kilometer-Jogging-Parcours begeben? Nach drei Kilometern geht ihnen die Puste aus. Dann pfeffern sie frustriert die Laufschuhe in die Wiese und schwören sich: »Nie wieder!«

Ihnen kann das auch passieren, wenn Sie das Trampolin unterschätzen. Machen Sie anfangs lieber kleine Schritte und Hüpfer und begnügen Sie sich mit maximal 20 Minuten pro Trainingseinheit.

Sie werden staunen, wie gut Ihrem Körper und Ihrer Seele bereits dieses kurze Trampolin-Training tut.

Und so geht's:

➡ Nehmen Sie sich 20 Minuten pro Tag für Ihr Programm. Ist Ihnen das auf einmal zu viel, teilen Sie es einfach in zwei Mini-Programme à 10 Minuten.

➡ Natürlich trainieren Sie nur mit der Pulsuhr (Seite 74). Wenn der Puls beim Walken hochschnellt, dann gehen Sie einfach langsamer.

Warm-up: Einschwingen

➡ In der Grundhaltung, Füße hüftbreit (Seite 82), beginnen Sie, auf dem Mini-Tramp leicht zu schwingen. Die Fußballen bleiben immer in Kontakt mit der Sprungmatte, die Arme baumeln mit. ①

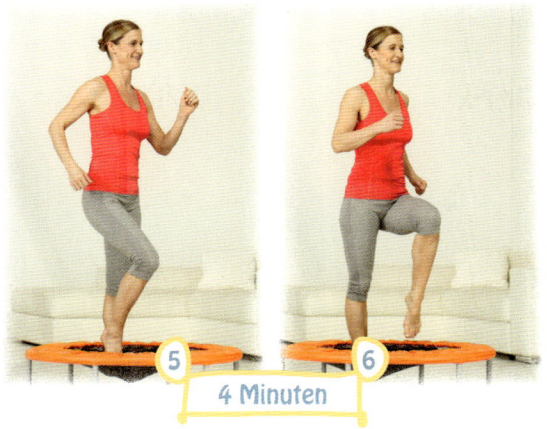

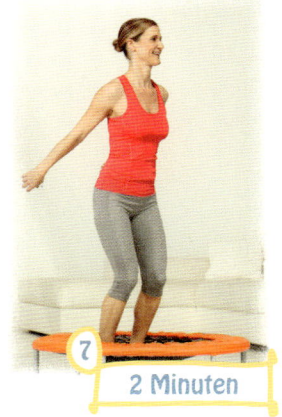

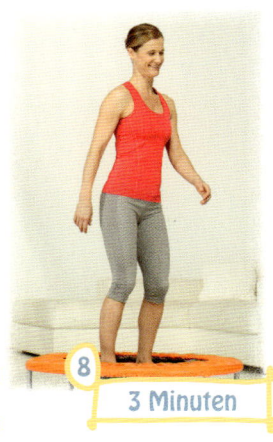

4 Minuten

2 Minuten

3 Minuten

Schwingen mit Armschwung

➥ Sie lassen nun im Wippen die Arme nach vorn und hinten schwingen. Aber verlieren Sie nicht das Gleichgewicht 2

Walken ohne Rückfedern

➥ Jetzt beginnen Sie, zügig auf der Stelle zu gehen. Ihre Beine fangen die Federung ab, Ihr Oberkörper bleibt ruhig. 3

Schwingen mit Armschwung

➥ Sie stellen sich wieder hüftbreit auf die Matte und beginnen zu wippen. Versuchen Sie, die Bewegung mit Ihrem Oberkörper zu unterstützen, indem Sie die Arme kraftvoll nach oben schwingen. 4

Walken mit Rückfederung

➥ Walken Sie langsam auf dem Trampolin und lassen Sie sich bei jedem Schritt leicht nach oben federn. Sie gehen beschwingt, Ihre Füße bleiben aber immer in Kontakt mit der Sprungmatte. 5

➥ Bauen Sie zwischendurch den Fuß-Kick ein: Sobald Sie ein Bein hochziehen, strecken Sie die Zehenspitzen nach unten. Kommen Sie dann mit der ganzen Fußsohle auf. Das kräftigt die Waden. 6

Schwingen mit Armschwung

➥ Wieder stellen Sie sich hüftbreit hin, wippen und lassen die Arme kräftig nach vorn und hinten schwingen. Aber verlieren Sie nicht das Gleichgewicht! 7

Cool Down: Ausschwingen

➥ Im hüftbreiten Stand federn Sie nun leicht. Die Füße bleiben in Kontakt mit der Sprungmatte, die Arme schwingen entspannt nach vorn und nach hinten. 8

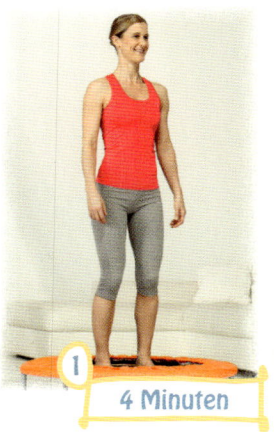

1 4 Minuten

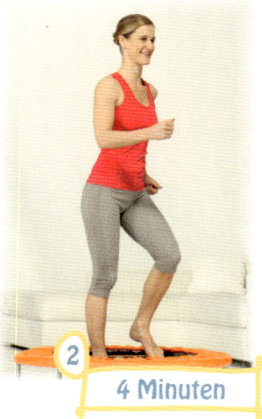

2 4 Minuten

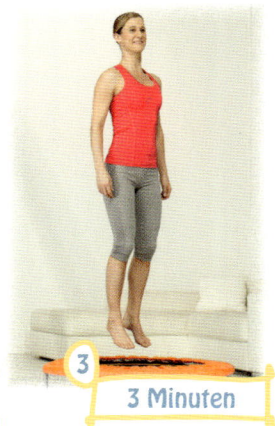

3 3 Minuten

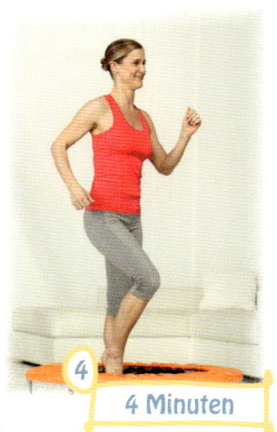

4 4 Minuten

FATBURNER-PROGRAMM FÜR EINSTEIGER

Sie können mühelos 20 Minuten und länger walken? Und das Training auf dem Mini-Trampolin gehört mittlerweile zu Ihrem Alltag wie Zähneputzen und Duschen? Dann sind Sie reif für neue Herausforderungen. Wenn Sie Lust haben, dürfen Sie auch schon Einsteigerübungen aus dem Hüpf-Programm (Seite 110) ins Training einbauen. Aber bitte Vorsicht, Sie sollten Ihren Grenzpuls nicht überschreiten!

Und so geht's:

➥ Nehmen Sie sich ca. 30 Minuten für das Programm Zeit. Versuchen Sie, die Übungen ohne Unterbrechung zu machen. Und geizen Sie nicht mit der Zeit.

Mit jeder Minute sammeln Sie Punkte auf Ihrem Fatburner-Konto.

Warm-up: Einschwingen

➥ Stellen Sie sich aufrecht und hüftbreit auf das Mini-Trampolin (Seite 82) und beginnen Sie, leicht zu schwingen. Die Fußballen bleiben immer in Kontakt mit der Matte, die Arme lassen Sie dabei locker vor- und zurückschwingen. **1**

Walken ohne Rückfedern

➥ Gehen Sie jetzt zügig, ohne zu federn, auf der Stelle. Ihre Beine fangen die Federung ab, Ihr Oberkörper bleibt ruhig. **2**

Hüpfen

➥ Stellen Sie sich hüftbreit auf das Trampolin und achten Sie auf Ihre Haltung und auch auf die Spannung Ihres Bauchs.

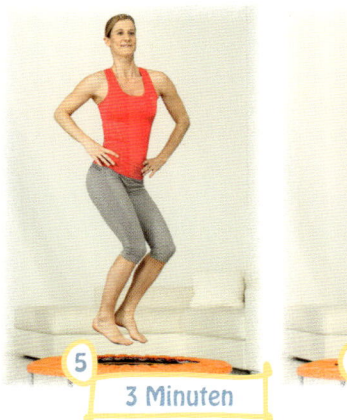 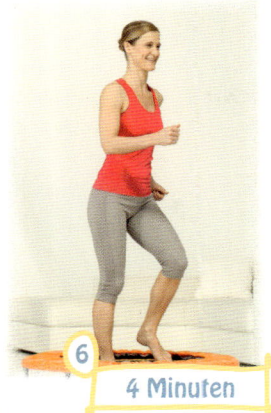 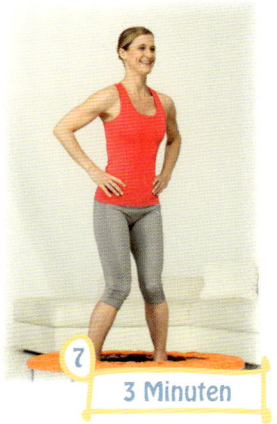 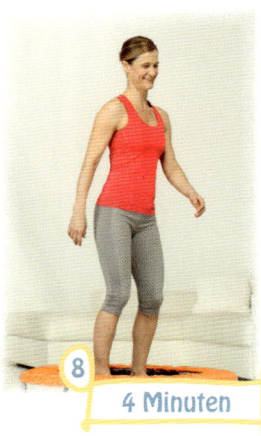

5	6	7	8
3 Minuten	4 Minuten	3 Minuten	4 Minuten

Dann beginnen Sie, leicht zu hüpfen. Behalten Sie dabei aber immer Ihren Puls im Auge! 3

Walken mit Rückfederung

➡ Walken Sie langsam und lassen Sie sich bei jedem Schritt leicht nach oben federn. Sie gehen beschwingt, Ihre Füße bleiben aber immer in Kontakt mit der Sprungmatte. Die Arme schwingen gegengleich mit, die Hände sind locker geballt. 4

Hüpfen

➡ Beginnen Sie wieder, leicht zu springen, und versuchen Sie, wenn Sie Lust haben, dabei zu twisten: Sie drehen die leicht gebeugten Beine nach links oder rechts, solange Sie in der Luft sind. Der Oberkörper dreht dabei nicht mit. Die Arme stemmen Sie in die Hüfte. 5

Walken ohne Rückfedern

➡ Gehen Sie jetzt zügig und ohne zu federn auf der Stelle. Ihr Oberkörper bleibt ruhig, die Arme schwingen mit. 6

Hüpfen

➡ Sie springen wieder. Wenn Sie Lust haben, drehen Sie zwischen durch die Beine nach außen oder innen: Mal sind die Zehen, dann die Fersen zueinandergedreht. Die Arme stemmen Sie in die Hüfte. 7

Cool Down: Ausschwingen

➡ Sie stellen sich hüftbreit auf das Mini-Trampolin und beginnen, leicht zu schwingen. Die Fußballen bleiben immer in Kontakt mit der Sprungmatte, die Arme lassen Sie dabei locker nach vorn und nach hinten schwingen. 8
Wichtig: Dehnübungen (siehe Seite 134)!

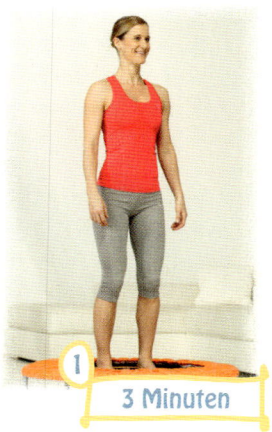

1 3 Minuten

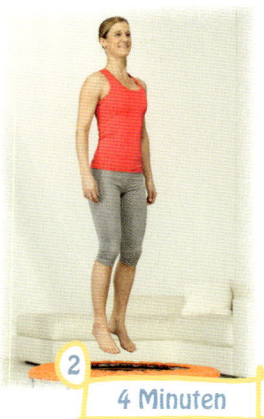

2 4 Minuten

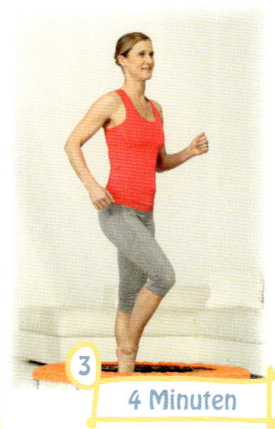

3 4 Minuten

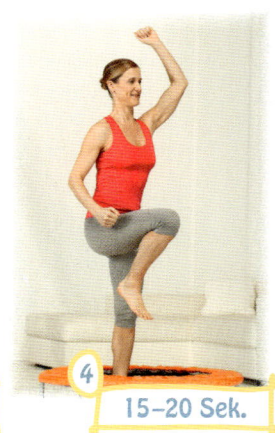

4 15–20 Sek.

FATBURNER-PROGRAMM FÜR EXPERTEN

An dieses Programm sollten Sie sich erst wagen, wenn Sie sich fit und sicher auf dem Trampolin fühlen. Beobachten Sie Ihren Puls beim Laufen. Bleibt er gleichmäßig in Ihrer idealen Trainingsfrequenz (Seite 74), gehören Sie zu den Fitness-Experten und dürfen loslegen. Starten Sie durch und entdecken Sie das Gefühl zu schweben. Neben den Laufübungen bietet das Programm Hüpfvariationen.

Und so geht's:

➡ Planen Sie für das Programm mit Wiederholungen 30 bis 40 Minuten ein. Das kriegen Sie nicht in Ihrem Terminplan unter? Dann trainieren Sie zweimal 15 bis 20 Minuten.

Warm-up: Einschwingen

➡ Stellen Sie sich hüftbreit auf das Mini-Tramp und beginnen Sie, leicht zu schwingen. Die Fußballen bleiben immer in Kontakt mit der Sprungmatte, die Arme lassen Sie dabei locker. **1**

Lockeres Hüpfen mit Variationen

➡ Achten Sie auf Ihre Körperhaltung, der Bauch ist angespannt. Stellen Sie sich hüftbreit auf das Trampolin und beginnen Sie zu hüpfen. Je nach Laune twisten Sie oder drehen die Füße nach innen oder außen, solange Sie in der Luft sind. **2**

Laufen oder lockere Hüpfvariationen

➡ Hüpfen Sie einfach weiter, wenn Sie Lust dazu haben. Oder Sie fangen an zu laufen. Nicht vergessen: Rollen Sie dabei die Füße sanft vom Vorfuß zur Ferse ab,

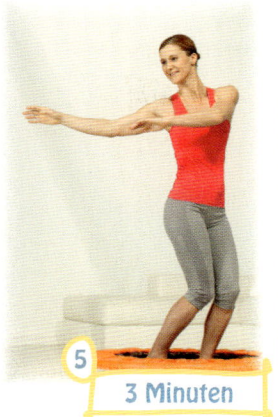 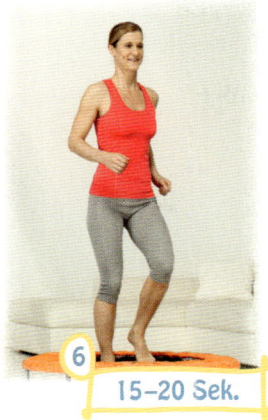 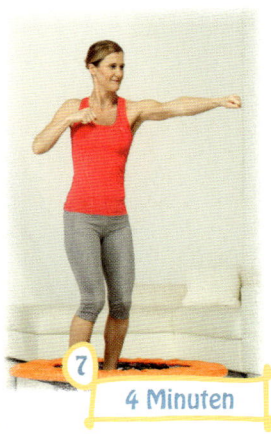 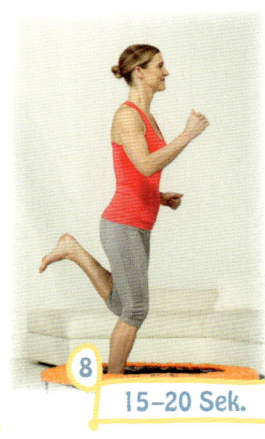

5	6	7	8
3 Minuten	15–20 Sek.	4 Minuten	15–20 Sek.

die Knie bleiben leicht gebeugt. Die Arme schwingen gegengleich mit, die Hände sind zu lockeren Fäusten geballt. **3**

Kniehebelauf

➡ Jetzt laufen Sie und ziehen die Knie kräftig nach oben. Schwingen Sie Ihre Arme dabei dynamisch gegengleich: rechtes Knie hoch, linker Arm vor. **4**

Laufen oder lockere Hüpfvariationen

➡ Laufen Sie, hüpfen Sie, twisten Sie – machen Sie, worauf Sie Lust haben. Alle möglichen Varianten finden Sie auf den Seiten 92 bis 100. **5**

Vorfußlauf

➡ Machen Sie kleine, schnelle Trippel-schritte. Die Fersen kommen dabei nur ganz leicht auf der Sprungmatte auf. **6**

Laufen oder lockere Hüpfvariationen

➡ Laufen Sie wieder normal weiter oder hüpfen Sie, etwa in der Box-Variante. Nicht vergessen: Auf den Puls achten! **7**

Anfersen

➡ Laufen Sie auf dem Trampolin und versuchen Sie, Fersen und Unterschenkel zum Po zu ziehen. Ihr Körper ist dabei leicht nach vorn gebeugt. Nicht vergessen: Immer die Arme mitbewegen! **8**

Und noch eine Runde

➡ Starten Sie zur nächsten Runde mit »Lockeres Hüpfen mit Variationen«. **2**

Cool Down: Ausschwingen

➡ Wenn Sie genug haben, stellen Sie sich wieder hüftbreit aufs Trampolin und schwingen leicht und locker. **1**

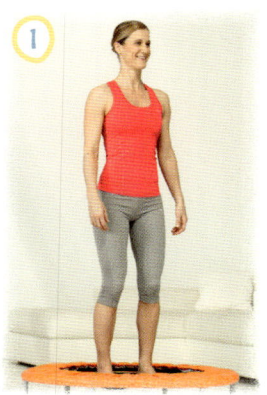 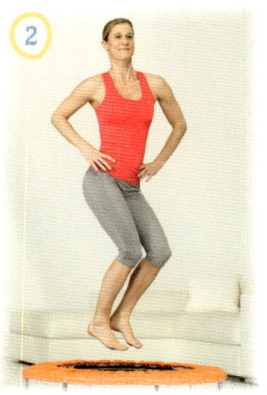 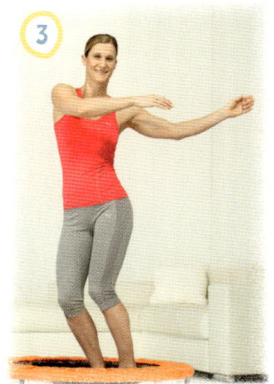 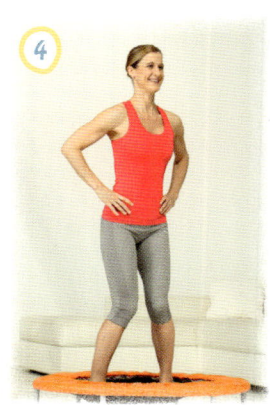

DAS HÜPF-PROGRAMM FÜR PROFIS

Hier sind Sie erst gut aufgehoben, wenn Sie schon seit mehreren Wochen mit den Einsteiger-Programmen trainieren und sich richtig fit gehüpft haben.

Hüpfen und Springen ist Trampolintraining mit dem ultimativen Fun-Faktor. Sie dürfen abheben und den Rausch der Schwerelosigkeit genießen. Erfüllen Sie sich den Traum, wie ein Zirkusartist Kunststücke in der Luft zu machen, und beeindrucken Sie Ihre Freunde mit spektakulären Grätsch- oder Spreizsprüngen. Aber Vorsicht: Dazu brauchen Sie Kraft und ein gutes Gleichgewichtsgefühl – schlechte Landungen auf dem Trampolin können zu Verletzungen führen. Wichtig: Tasten Sie sich an die akrobatischen Übungen langsam heran. Fangen Sie erst einmal mit kleinen Hüpfern an. Achten Sie unbedingt darauf, dass Ihre Beine bei der Landung hüftbreit geschlossen und durchgestreckt sind. Und bauen Sie immer wieder zwei Minuten lange, lockere Hüpf-Passagen ein.

Und so geht's:

⮕ Nehmen Sie sich so viel Zeit, wie Sie wollen. Beginnen Sie mit den Einsteigerübungen und wagen Sie sich dann an die Expertenübungen. Danach stellen Sie sich Ihr eigenes Programm zusammen.

Warm-up: Einschwingen

⮕ Stellen Sie sich hüftbreit auf das Mini-Trampolin und beginnen Sie, leicht zu schwingen. Die Fußballen bleiben immer in Kontakt mit der Sprungmatte, die

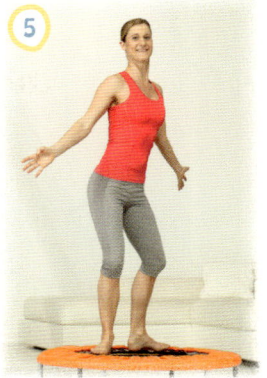 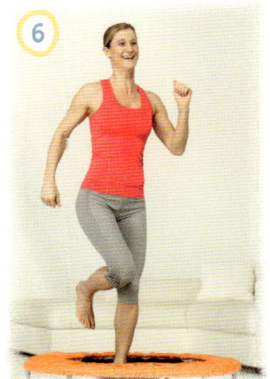 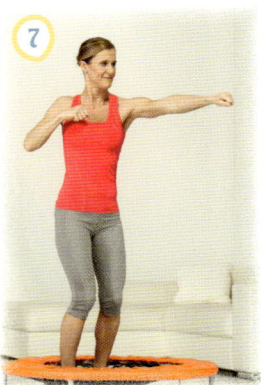

Arme lassen Sie locker nach vorn und nach hinten schwingen. 1

Einstiegsübung I: Twister

➡ Jetzt springen Sie und drehen dabei abwechselnd die Beine nach rechts und nach links, während Sie in der Luft sind. Machen Sie die Bewegung aus der Hüfte heraus, der Oberkörper dreht nicht mit. Die Arme stemmen Sie in die Hüfte. 2

➡ Variante: Breiten Sie die Arme seitlich aus und drehen Sie die Arme gegengleich. Das heißt: Sie schwingen die Arme nach links, wenn die Zehenspitzen nach rechts zeigen, und umgekehrt. 3

Einstiegsübung II: Beindreher

➡ Springen Sie weiter und drehen Sie in der Luft die Beine abwechselnd nach in-

nen und dann nach außen. Das heißt: Erst sind die Zehen, dann die Fersen zueinander gedreht, immer abwechselnd. Die Arme stemmen Sie in die Hüfte. 4

➡ Variante: Strecken Sie die Arme seitlich aus und drehen Sie sie auf und wieder zu. Achten Sie darauf, dass die Bewegung aus Ihren Schultern kommt. 5

Einstiegsübung III: Einbeiner

➡ Jetzt hüpfen Sie abwechselnd auf einem Bein, zweimal auf dem rechten und zweimal auf dem linken. Die Arme schwingen Sie wie beim Walken locker mit. 6

➡ Variante: Boxen Sie zugleich nach vorn in die Luft. Aber richtig boxen und nicht einfach nur die Arme vorstrecken. 7

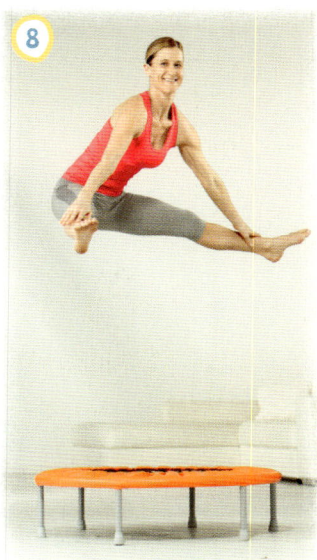
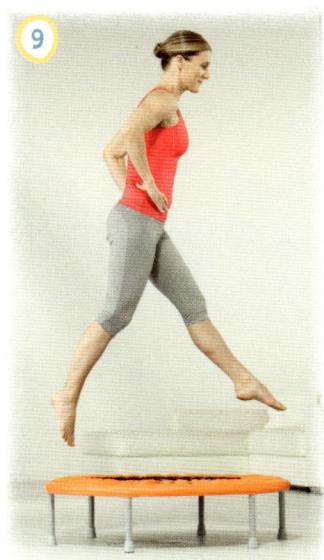
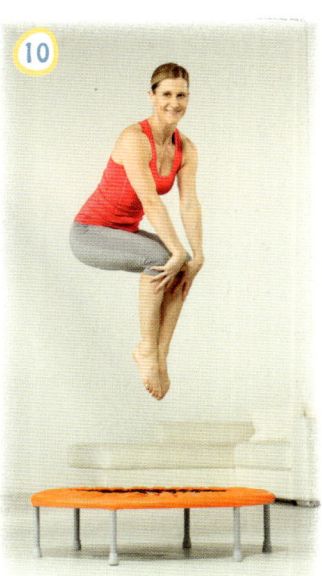

Expertenübung I: Grätschsprung

➥ Versuchen Sie, möglichst hoch zu springen, und spreizen Sie die Beine in der Luft. Vorsicht: Nicht vergessen, die Beine zu schließen, bevor Sie landen! Und zwischen den Sprüngen ein bis zwei Zwischenhüpfer machen. **8**

Expertenübung II: Schrittsprung

➥ Machen Sie mit den Beinen eine Schere in der Luft: Sie strecken das linke Bein nach vorn, das rechte nach hinten – und umgekehrt. An Zwischenhüpfer denken! **9**

Expertenübung III: Hocksprung

➥ Gehen Sie beim Hochspringen in die Hocke – und beim Landen strecken Sie die Beine wieder. Bauen Sie bitte auch hier lockere Zwischenhüpfer ein. Wenn Sie den Sprung beherrschen, greifen Sie beim Anhocken mit den Händen an die Knie. **10**
➥ Variante: Grätschen Sie die Knie, während Sie in die Hocke gehen.

Cool Down: Ausschwingen

➥ Stellen Sie sich wieder hüftbreit auf das Trampolin und beginnen Sie, locker zu schwingen, die Arme lassen Sie dabei nach unten baumeln.

DAS KFK-PROGRAMM MIT FLEXBAND

Die Kraft-Fettweg-Kombi

Sie wollen mehr. Fett verlieren und Kraft tanken. Andere Leute würden dafür das Fitness-Center besuchen, Gewichte stemmen und aufs Laufband gehen. Das kostet Geld und Zeit. Mit Ihrem Trampolin und Flexbändern können Sie beides zu Hause und in gerade mal 20 Minuten machen: mit dem Kraft-Fettweg-Kombi-Programm, das Walking (oder Laufen) auf dem Trampolin und Übungen mit dem Flexband kombiniert.

Ein paar Worte über das Training mit dem Flexband

➡ Nehmen Sie bitte anfangs das leichtere Flexband, denn die zweiminütigen Kräftigungseinheiten haben es in sich! Wenn Sie das Programm ein paarmal gemacht haben und es Ihnen leichtfällt, wechseln Sie zum stärkeren Band (Seite 72f.).

➡ Achten Sie auf Ihre Haltung (Seite 82), bevor Sie anfangen. Denken Sie auch an die richtige Handhaltung (Seite 73f.).

➡ Beobachten Sie sich bei den ersten Übungen. Nicht gleich aufhören, wenn Sie nach einer Minute ein Ziehen in den Muskeln spüren. Das kann Anfängern

leicht passieren. Sobald Sie das Gefühl haben, dass Ihre Arme richtig schwer werden, machen Sie zwei Minuten Pause, während der Sie auf dem Trampolin weiter walken. Oder Sie fassen das Band etwas länger.

Und so geht's:

➡ Nehmen Sie sich knapp 20 Minuten Zeit und halten Sie sich wenigstens grob an den Programmplan. Sie können das Programm nach Belieben verlängern, indem Sie mehr Übungen einbauen.

➡ Walken oder laufen Sie zwischen den Übungen immer zwei Minuten lang.

➡ Sie können das Programm verkürzen, indem Sie Übungen weglassen. Hauptsache, Sie machen die Rückenübungen, die sind am wichtigsten. Sie können die Übungsdauer auch auf je eine Minute verkürzen, wenn Sie das stärkere Band nehmen und so die Intensität erhöhen.

➡ Behalten Sie Ihren Puls im Auge! Er darf bei den Flexband-Übungen ruhig ansteigen. Nutzen Sie die Walking- und Laufphasen, um ihn wieder auf Ihre Fatburner-Frequenz abzusenken (Seite 74).

Warm-up: Einschwingen

➡ Stellen Sie sich hüftbreit auf das Mini-Trampolin und beginnen Sie, leicht zu

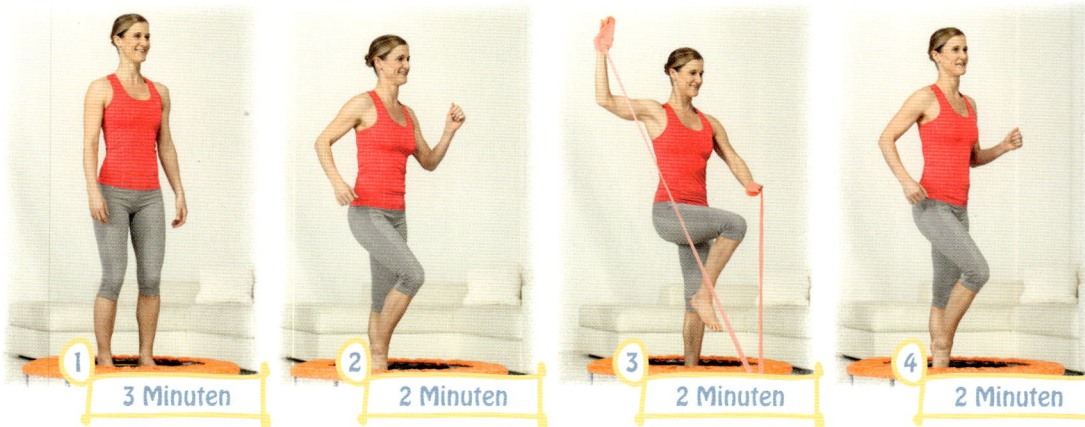

①	②	③	④
3 Minuten	2 Minuten	2 Minuten	2 Minuten

schwingen. Die Fußballen bleiben immer in Kontakt mit der Sprungmatte, die Arme lassen Sie locker nach vorn und nach hinten schwingen. ❙

Walken oder Laufen

➥ In aufrechter Haltung beginnen Sie zu walken oder zu laufen. Gleichen Sie die Federung mit Ihren Beinen und Gelenken aus, Ihr Oberkörper bleibt ruhig. Die Füße bleiben in Kontakt mit der Sprungmatte, die Arme schwingen locker mit. 2

Ausgewählte Flexband-Übung

➥ Machen Sie nun zwei Minuten lang eine der sechs Übungen, die Sie auf den nächsten drei Seiten finden. 3

➥ Anschließend walken oder laufen Sie wieder. Und achten Sie darauf, dass sich

der Puls wieder in Ihren Fettverbrennungsbereich normalisiert. 4

➥ Dann machen Sie die nächste Flexband-Übung, zwei Minuten lang. Und dann laufen oder walken Sie wieder … Je mehr Flexband-Übungen Sie machen, desto besser – desto länger aber auch Ihr Fitness-Programm.

Cool Down: Ausschwingen

➥ Stellen Sie sich wieder hüftbreit auf das Trampolin und beginnen Sie, locker zu schwingen, die Arme lassen Sie dabei nach unten baumeln. ❙

Wichtig: Vergessen Sie nicht, sich zum Abschluss ausgiebig zu dehnen (Seite 134). Nach den Flexband-Übungen tut das vor allem dem Oberkörper und den Armen gut.

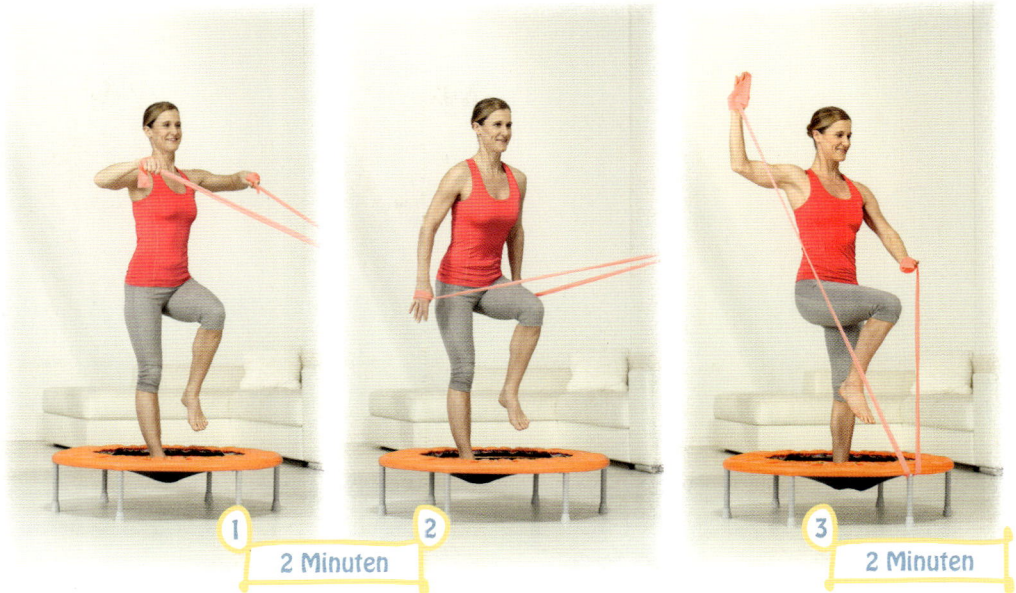

1 2 2 Minuten

3 2 Minuten

RÜCKEN, BRUST UND SCHULTERN STÄRKEN

Rücken-Übung I

➡ Befestigen Sie das Flexband an einer Türklinke, nehmen Sie die beiden Enden in Ihre Hände und stellen Sie sich aufs Trampolin. Tür abschließen!

➡ Strecken Sie die Arme aus und halten Sie das Band so, dass es straff ist. Nun beginnen Sie zu walken.

➡ Ziehen Sie die Arme mit dem Ellenbogen voran vom Körper abgespreizt auf Schulterhöhe nach hinten und strecken Sie sie wieder nach vorn. 1

➡ Ziehen Sie die Arme nun gestreckt am Oberkörper vorbei nach hinten und führen Sie sie wieder nach vorn. 2

➡ Machen Sie beide Übungen abwechselnd.

Rücken-Übung II

➡ Legen Sie das Flexband um einen Fuß des Trampolins und wickeln Sie die Enden um Ihre Hände.

➡ Beginnen Sie zu walken und ziehen Sie dabei die Knie hoch. Führen Sie, während beim Walken das rechte Bein nach oben kommt, die linke Hand an Ihr Knie. Die rechte Hand zieht zugleich das Band mit gebeugtem Arm nach hinten oben. Und dann umgekehrt, immer abwechselnd. 3

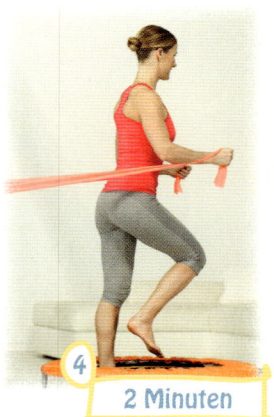 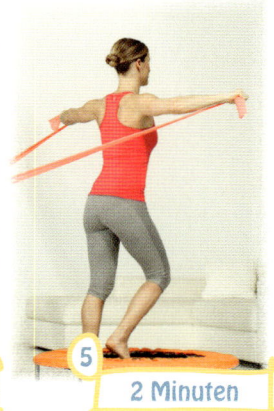 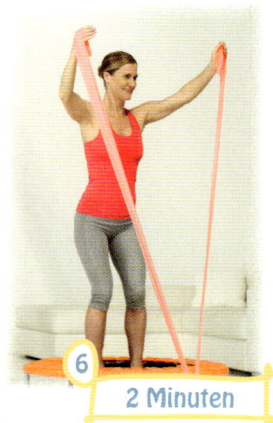 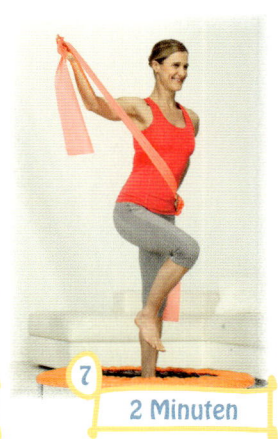

4	5	6	7
2 Minuten	2 Minuten	2 Minuten	2 Minuten

Brust-Übung I

➡ Bringen Sie das Flexband an einer Türklinke an. Stellen Sie sich mit dem Rücken zur Tür auf das Trampolin. Halten Sie die beiden Enden des Bandes seitlich mit den Händen so, dass es straff ist.

➡ Während Sie walken, schwingen Sie die Arme: hinter der Hüfte beginnend nach vorn bis auf Bauchnabelhöhe – und wieder zurück. 4

Brust-Übung II

➡ Das Flexband ist wieder an der Türklinke befestigt. Nehmen Sie beide Enden des Bandes in die Hände und stellen Sie sich mit dem Rücken zur Tür.

➡ Heben Sie die leicht gebeugten Arme seitlich auf Schulterhöhe und führen Sie sie nach vorn und wieder zurück. 5 Walking nicht vergessen!

Schultern-Übung I

➡ Legen Sie das Flexband um einen Fuß des Trampolins. Stellen Sie sich auf das Trampolin und nehmen Sie die beiden Bandenden in die Hände.

➡ Führen Sie nun die leicht gebeugten Arme vor dem Körper von Bauchhöhe auf Kopfhöhe und wieder zurück. Achten Sie darauf, dass Ihr Rücken gerade ist! 6

Schultern-Übung II

➡ Nehmen Sie das Flexband schulterbreit in die Hände und walken Sie los.

➡ Eine Hand stemmen Sie nun in die Hüfte. Die andere Hand führen Sie mit fast gestrecktem Arm von Bauchnabel- auf Schulterhöhe.

➡ Nach einer Minute wechseln Sie dann die Seite. 7

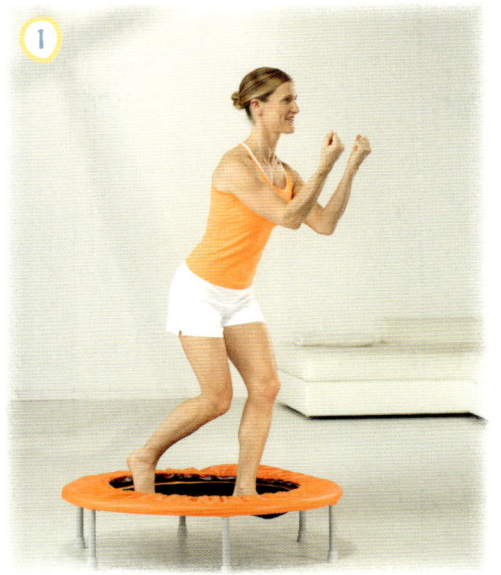

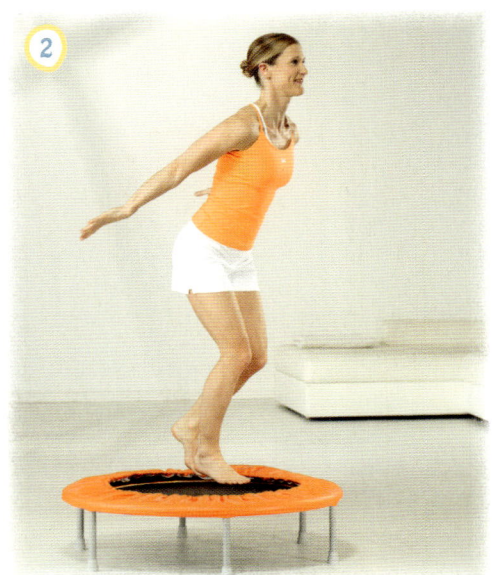

KLEINES TANZ-PROGRAMM

Leichtigkeit tanken für Körper und Seele. Musik auflegen und sich von 120 bis 140 bpm so richtig in Schwung bringen lassen. Tanzen Sie einfach drauf los. Nutzen Sie die wundervolle Kombi aus Musik und Minitramp, um noch mehr Fröhlichkeit in den Körper zu bringen, noch mehr Muskeln aufzubauen, noch mehr Fett zu verbrennen. Vertrauen Sie Ihrem Gefühl, Ihrer Intuition und Ihrem Körper. Machen Sie ruhig auch mal ein paar lustige Faxen zur Musik, beleben Sie Ihre Gesichtsmuskeln, singen Sie mit. Machen Sie direkt nach dem Drei-Minu-ten-Warm-up jede Übung ein bis zwei Minuten lang, sodass Sie insgesamt rund 20 Minuten trainieren.

Aktiver Warm-up

➥ Erst aufwärmen. Drei Minuten lang aktiv einschwingen, das federnde Sprungtuch mit Ihrem Rhythmus verweben.

Hüpfen im Schritt

➥ Hüpfen und abwechselnd linkes Bein, rechtes Bein nach vorne in den Schritt. Nun die Arme nach vorne schwingen 1, Faust ballen, nach hinten schwingen und lockern, nach vorne Faust, nach hinten lockern ... 2

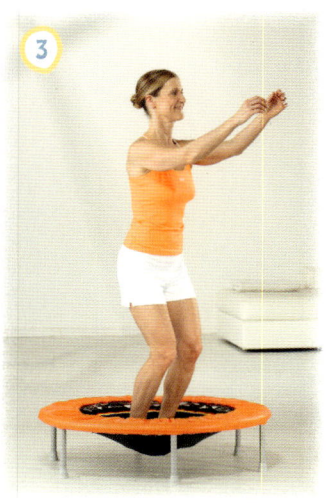
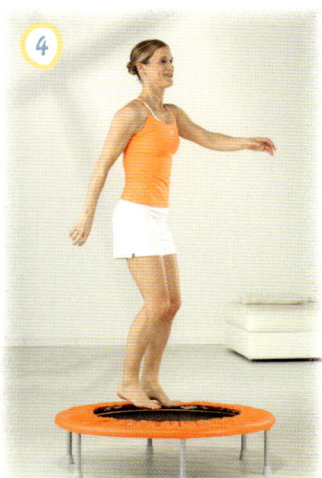
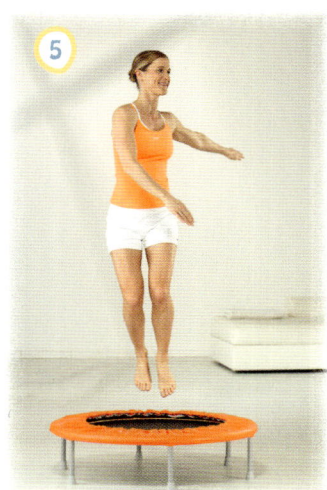

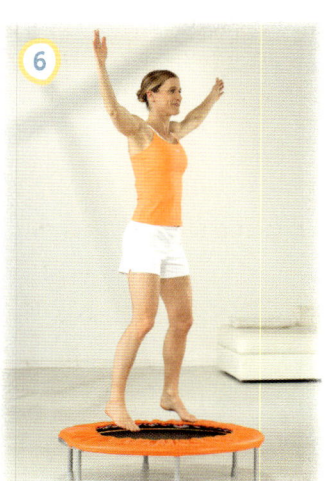
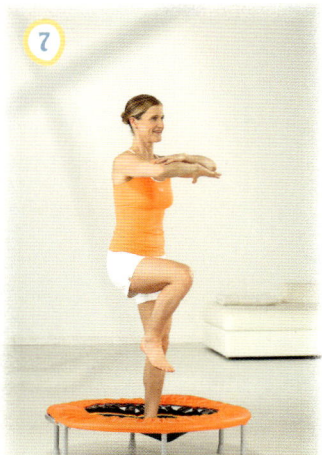
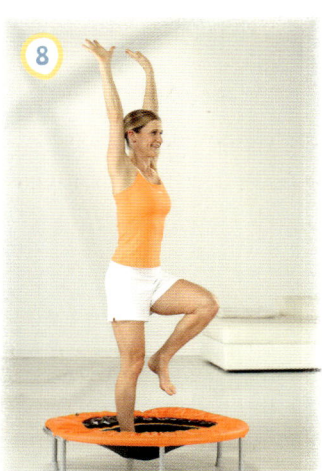

Armschwung

➡ Nun mit beiden Beinen gleichzeitig hüpfen und die Arme im Rhythmus der Musik an der Hüfte vorbei nach hinten schwingen und dann nach vorne oben. 3

Armschwung diagonal

➡ Jetzt kommt der diagonale Armschwung. Dafür einfach im selben Rhythmus weiterhüpfen, aber die Arme im Wechsel nach vorne und hinten schwingen lassen. 4

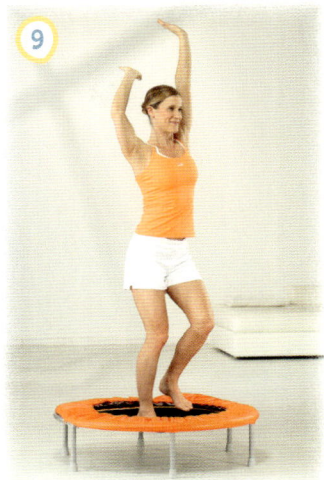 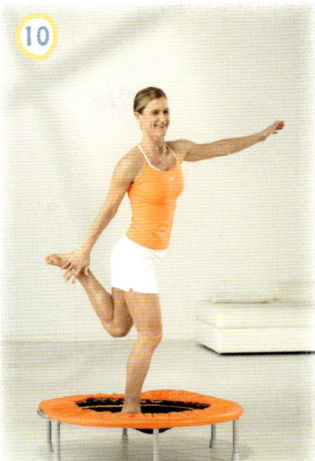 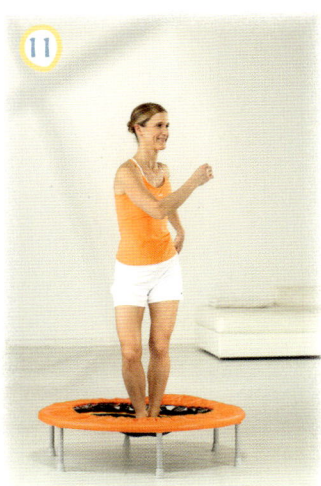

Twisten

➡ Nun eine Minute lang die Arme im Halbkreis vor dem Körper entgegengesetzt zur Hüfte schwingen. 5

Hampelmann

➡ Beine grätschen und gleichzeitig Arme über dem Kopf auseinander, dann Beine zusammen und über dem Kopf in die Hände klatschen. 6

➡ Im Wechsel: vor dem Körper und hinter dem Körper klatschen.

Laufen

➡ Ab zur Laufeinheit: Arme vor der Brust verschränken wie die bezaubernde Jeannie, laufen und Knie abwechselnd hochziehen. 7

➡ Weiterlaufen und Arme nach oben, nach vorne, zur Seite strecken. 8

Himmelheber

➡ Im Laufen abwechselnd mit der rechten und der linken Hand den Himmel nach oben schieben. Die Handflächen zeigen dabei nach oben. 9

Schuhplattler

➡ Mit der rechten Hand auf die linke Ferse klatschen. Zwischenhüpfen, mit der linken Hand auf die rechte Ferse klatschen. 10

Cool Down

➡ Nun noch ein wenig ausschwingen. Und dann fröhlich und gut gelaunt in den Tag starten. 11

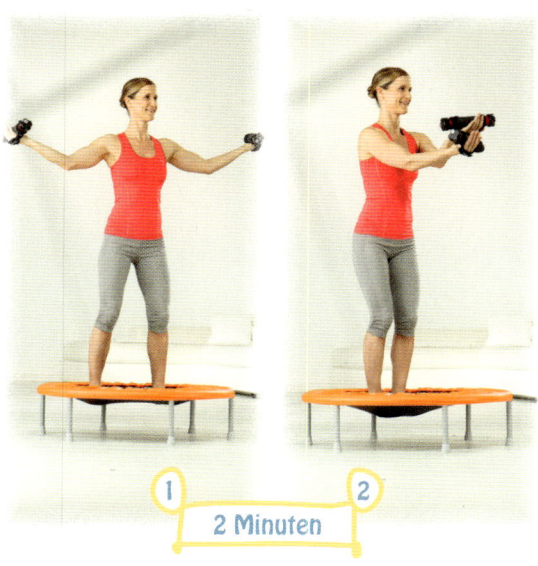

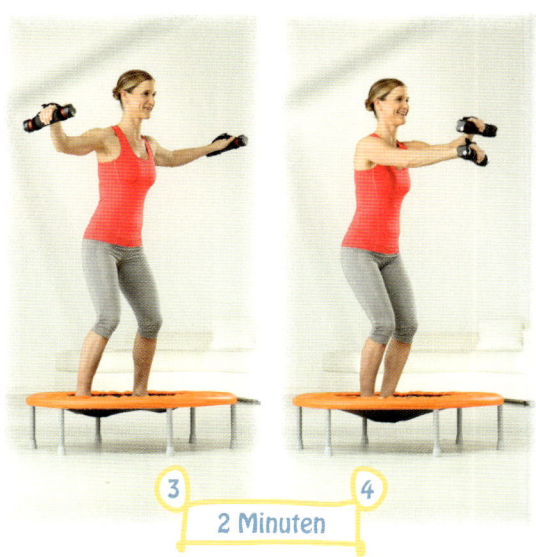

1 **2**
2 Minuten

3 **4**
2 Minuten

DAS HANTEL-PROGRAMM MIT SCHWUNGMASSE

Das Super-Aktiv-Programm! Denn mit den Schwungmasse-Hanteln erhöht man die Fettverbrennung um ein Drittel. Viel mehr Muskeln arbeiten mit – und die Schwungmasse bringt noch mehr Dynamik in die Bewegung.

Da es sich um zwei dynamische Systeme handelt, erst einmal rantasten. Auf die Matte steigen, schwingen – und dann den Hantelschwung dazunehmen. Machen Sie sich erst einmal vertraut. Wenn die Technik stimmt, dann hören Sie deutlich den Schwung der Masse in den Hanteln. Wie immer erst einmal ein paar Minuten

einschwingen, dann können Sie durchstarten mit den folgenden Übungen. Auf den Fotos sehen Sie die Ausgangs- und Endstellung der Bewegung. Machen Sie jede Übung etwa zwei Minuten.

Schulter-Stärker I

➥ Die Arme möglichst auf Schulterhöhe zur Seite strecken. **1**
Die Handflächen zeigen dabei nach oben. Einschwingen. Nun abwechselnd die Hanteln mit Schwung nach hinten führen und dann vor dem Körper kreuzen. **2**
➥ Beim Kreuzen ist mal die linke Hand über der rechten und umgekehrt. Das Schwingen der Masse muss hörbar sein. Das zeigt: Der gesamte Körper hilft mit.

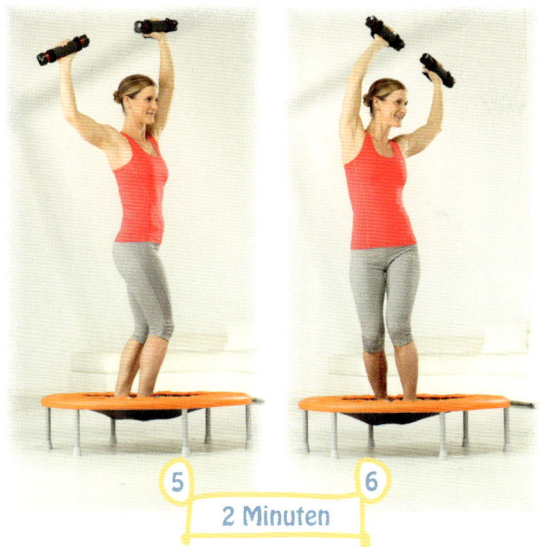

5   6
2 Minuten

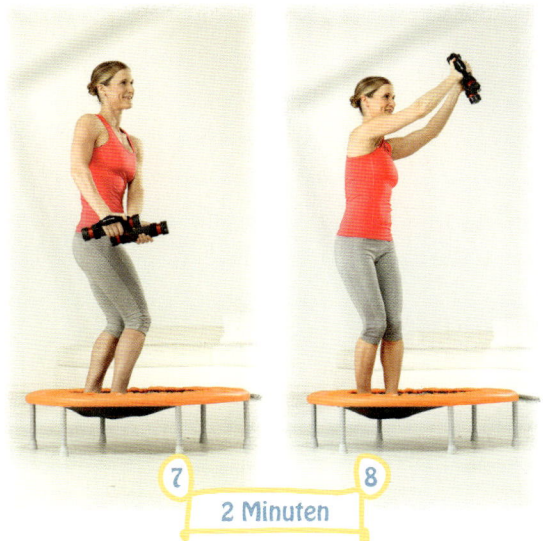

7   8
2 Minuten

Das schont auch die Gelenke. Wenn die Technik stimmt, öffnet und schließt man die Beine wie beim Hampelmann. Ideale Übung, um eine Rundrücken-Haltung zu verbessern und Kraftausdauer zu trainieren.

Schulter-Stärker II

➥ Die gleiche Übungsausführung wie vorher, aber diesmal die Handflächen nach unten drehen. 3
➥ Einschwingen. Hanteln nach hinten führen, dann vor dem Körper kreuzen. 4

Twist mit Oben-Schwung

➥ Twisten Sie hier erst locker auf dem Trampolin, verdrehen Sie dabei ruhig den Unterkörper gegen den Oberkörper. Heben Sie die Arme über den Kopf. 5
➥ Schwingen Sie nun die XCO-Hanteln über dem Kopf von einer Seite zur anderen. 6
➥ Auch hier ist die Bewegung richtig, wenn Sie die Masse deutlich hören.

Twist mit Diagonal-Schwung

➥ Twisten Sie hier wieder locker und schwingen Sie dann mit langen Armen die Masse in den XCO-Hanteln von der Hüfte rechts unten nach links oben. 7/8
➥ Auch hier ist die Bewegung richtig, wenn Sie die Masse hören. Nach einer Minute die Seite wechseln.

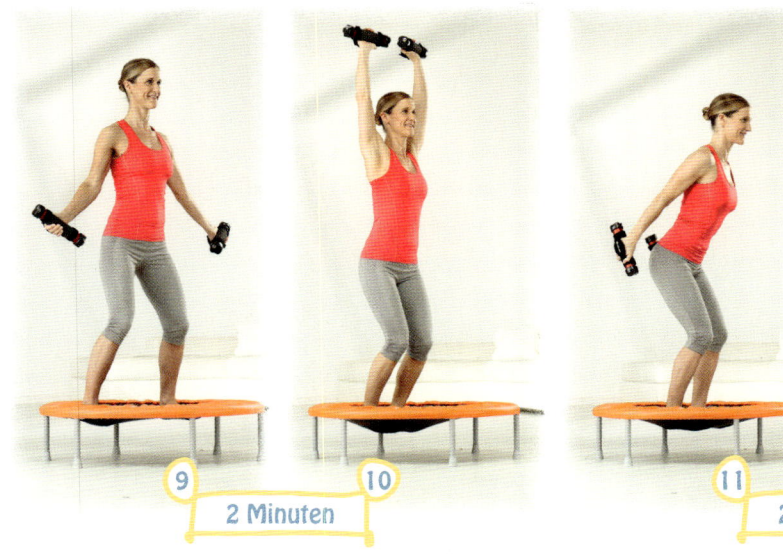
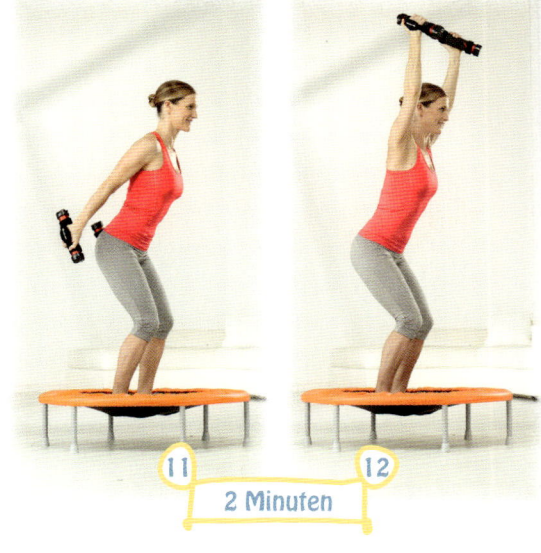

Hampelmann

➥ Fangen Sie mit der XCO-Grundbewegung an: Nur schwingen und mit den Armen den klassischen Hampelmann machen – von unten nach oben. **9/10**

➥ Oben Sicherheitsabstand zwischen den XCOs halten. Hören Sie die Schwungmasse? Ist die Bewegung fließend, dann Beine öffnen und schließen.

Holzhacker

➥ Federn Sie mit parallel gestellten Beinen, die Knie sind leicht angewinkelt, der Rumpf ist fest.

➥ Nun schwingen Sie die XCOs einige Male mit Elan hinten unten auf Höhe des Pos auf und ab. **11**

➥ Im Wechsel dazu heben Sie die Arme mit den XCOs seitlich auf Schulterhöhe und schwingen Sie die XCOs über dem Kopf nach oben und wieder zur Seite. **12**

Holzhacker einarmig

➥ Federn (*bouncen*) Sie mit parallel gestellten Beinen, Knie leicht angewinkelt, Rücken gerade, leicht nach vorne gebeugt locker auf dem Trampolin. Führen Sie die rechte Hand mit langem Arm zum linken gehobenen Knie nach unten, dann schwungvoll die XCO nach oben über den Kopf führen, während das linke Bein nach hinten schwingt. **13/14**

➥ Der rechte Fuß federt ein wenig auf dem Trampolin. Hören Sie die Schwung-

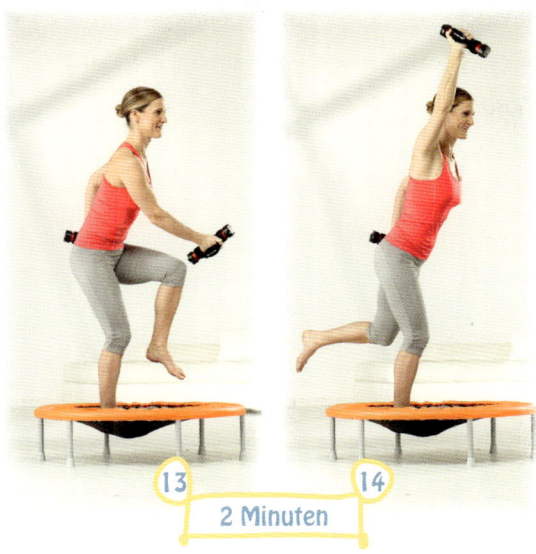

13   14

2 Minuten

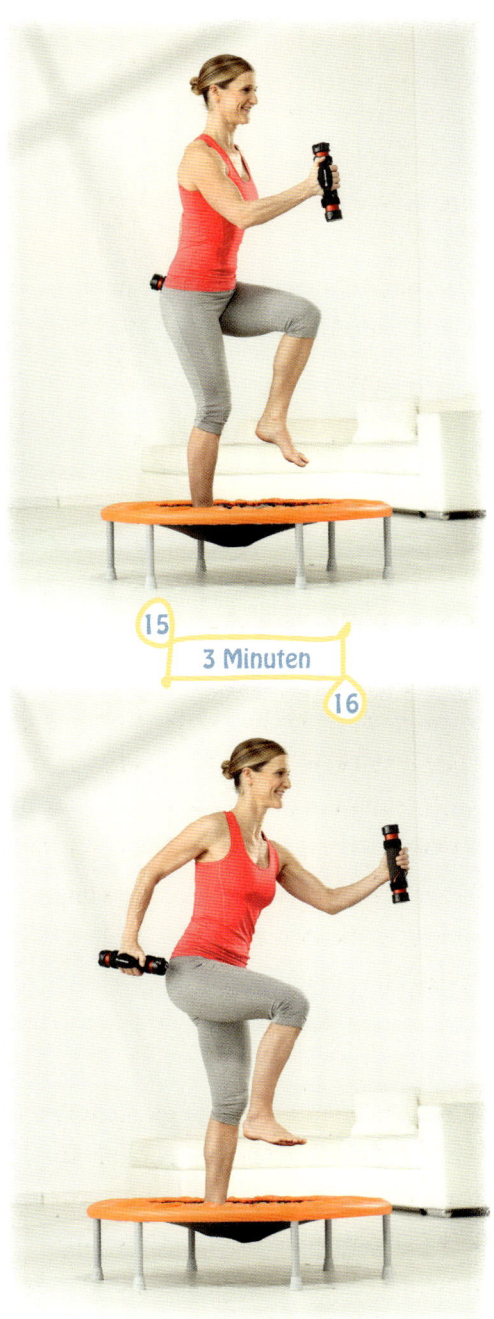

15

3 Minuten

16

masse? Die Bewegung kommt aus dem Schultergürtel, trainiert zusätzlich intensiv die Bauch- und Rückenmuskulatur. Und die Koordination kommt nicht zu kurz. Nach einer Minute Seitenwechsel.

Kniehub und Schwung

➥ Laufen Sie mit hohem Kniehub auf dem Trampolin und setzen Sie die XCOs ein. Also lassen Sie die Arme aus den Schultern mitschwingen. Die Ellenbogen bleiben dabei fest. Erst das linke Knie heben und den rechten Arm, dann umgekehrt, immer im Wechsel. **15/16**
➥ Machen Sie das drei Minuten. Dann locker ausschwingen, etwa eine Minute ... und Schluss.

DAS YOGA-PROGRAMM

Das Trampolin ist die ideale Unterlage, um Balance zu trainieren. Standfestigkeit fürs Leben. Und nichts eignet sich dafür besser als Yoga. Natürlich wippen Sie sich erst drei Minuten ein, dann üben Sie sich in den folgenden Haltungen. Jede zwei Minuten lang.

Standwaage

➡ Stehen Sie auf dem Trampolin und heben Sie das rechte Bein lang nach hinten oben, dabei senken Sie den Oberkörper ab und strecken die Arme nach vorne aus. Versuchen Sie, so in die Standwaage zu kommen. Falls es Ihnen gelingt, beginnen Sie zu federn. 1 Nein, nicht verzweifeln! Nicht aufgeben, das wird sicherlich nicht so schnell klappen. Denn der Weg ist hier das Ziel. Ihr Körper ist am Anspannen, Loslassen, Balance-Finden.
➡ Das ist Training pur, egal, ob's mit der Standwaage klappt oder nicht!

Baum

➡ Stellen Sie sich auf das Trampolin und heben Sie den rechten Fuß von der Matte. Es ist schon schwer genug, auf einem Bein zu stehen. Wenn es geht, dann ziehen Sie die Fußsohle an die Innenseite der linken

Wade. Stehen Sie stabil? Dann können Sie zusätzlich noch die Arme nach oben öffnen. Die Handflächen zeigen dabei nach oben. 2
➡ Spüren Sie, wie Ihr Körper arbeiten muss, um die Balance zu halten.

Zickzack

➡ Die Füße stehen hüftbreit auseinander auf dem Trampolin. Senken Sie den Po ab, als ob Sie sich hinsetzen wollten. Die Beine sind angewinkelt, und der Rücken ist gerade und leicht schräg nach vorne ausgerichtet. Heben Sie die Arme neben Ihren Kopf und nehmen Sie jetzt die Fersen von der Sprungmatte. 3

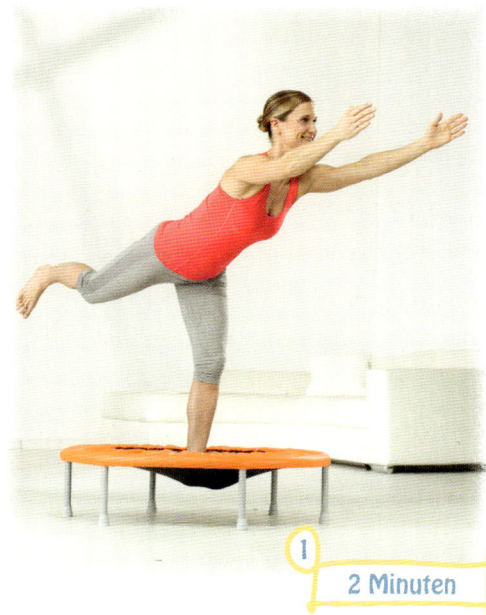

1

2 Minuten

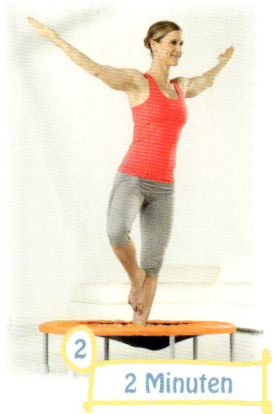

2

2 Minuten

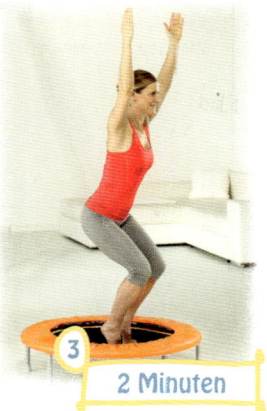

3

2 Minuten

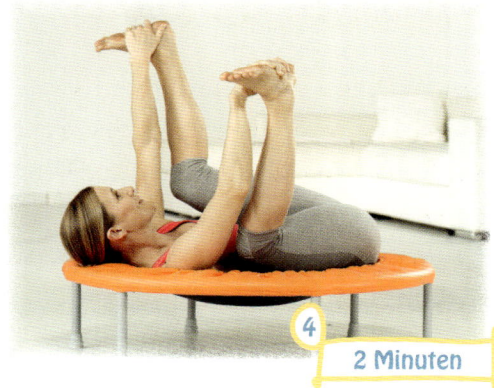

4

2 Minuten

➡ Balancieren Sie so in aller Seelenruhe mit den Fußballen auf dem Trampolin. Spüren Sie die Spannung in Ihren Beinen, im ganzen Rücken. Wenn Sie mögen, dann federn Sie ein wenig auf der Sprungmatte.

Babypose im Liegen

➡ Legen Sie sich mit dem Rücken auf die Sprungmatte, der Kopf liegt am Rand. Heben Sie die Beine an, leicht grätschen und anwinkeln. Fassen Sie von innen die Fußinnenkanten mit den Händen. Ihre Unterschenkel stehen senkrecht zum Boden. Nun immer abwechselnd das rechte und dann das linke Knie zur Sprungmatte führen und wieder zurück. 4

➡ Die Übung wirkt Wunder bei Rücken- und Hüftproblemen.

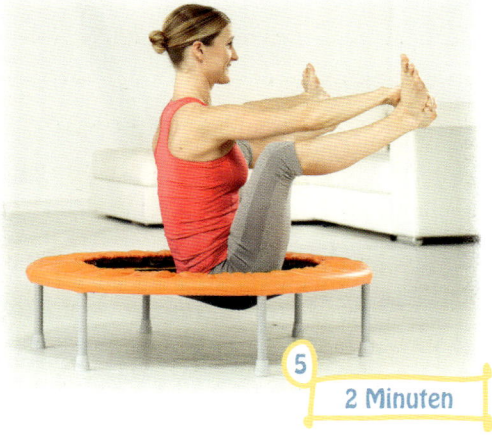

5

2 Minuten

Babypose im Sitzen

➡ Setzen Sie sich auf die Sprungmatte. Fassen Sie mit den Händen die Fußinnenkanten oder Waden. Die Füße sind dabei in der Luft. Versuchen Sie, Ihren Rücken gaaaanz lang zu machen und so auf den Sitzbeinen zu balancieren. 5

➡ Wenn Sie wollen, können Sie ins Federn kommen, dafür müssen Sie Ihren Rücken ganz weich werden lassen.

3-MINUTEN-ACHTSAMKEITS-MEDITATION GEGEN STRESS

Immer wenn's stressig wird oder wenn Sie das Bedürfnis haben, einige ruhige Minuten mit sich selbst zu verbringen, dann gönnen Sie sich diese kleine Übung. Sie macht den Geist frei, füllt Sie mit neuer Energie auf – und weckt die Schmetterlinge im Bauch. Danach fühlen Sie sich, als wären Sie frisch verliebt.

Und so geht's:

Zuerst stellen Sie einen leisen Wecker oder das Handy auf drei Minuten.

➥ Stellen Sie sich hüftbreit aufs Trampolin und lassen Sie Ihre Arme entspannt hängen, Hände nach vorn geöffnet. Richten Sie die Wirbelsäule auf, ziehen Sie das Kinn leicht an, der Kopf hängt an einem imaginären Faden. Ihre Schultern lassen Sie nach hinten unten sinken. Lächeln Sie leicht und schließen Sie die Augen. Und wippen Sie los.

➥ Beobachten Sie Ihren Atem, wie er im Rhythmus des Auf und Ab sanft ein- und ausströmt. Lassen Sie den Atem immer tiefer fließen, bis in den Unterbauch, dorthin, wo die Schmetterlinge schlafen. Ihr Atem weckt sie auf. Sie werden fühlen, wie es plötzlich warm wird, angenehm

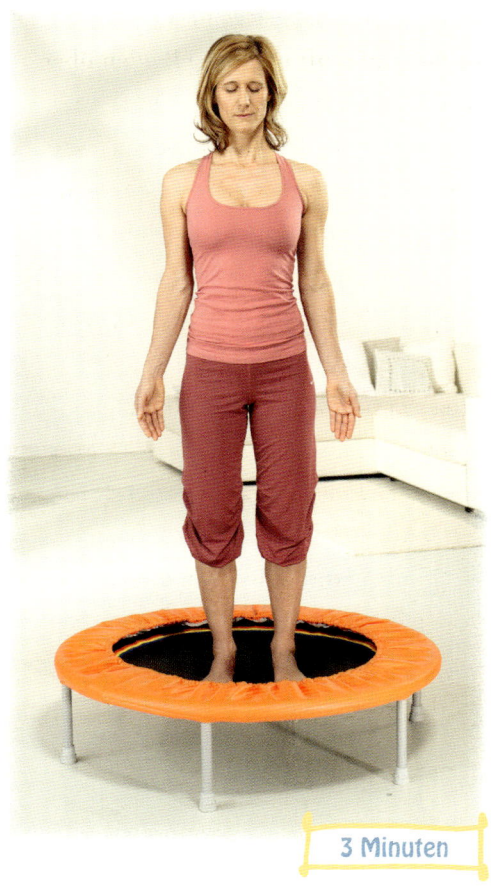

3 Minuten

kribbelt im Bauch. Dieses wohlige Gefühl breitet sich vom Bauchraum mehr und mehr im ganzen Körper aus.

➥ Beobachten Sie aufmerksam, wie die Schmetterlinge flattern. Und wie das Auf und Ab auf dem Trampolin Harmonie durch Ihren Körper strömen lässt. Spüren Sie die Schwingungen, wie sie sich im ganzen Körper ausbreiten und jede Zelle mit Energie füllen.

➥ Wenn Sie den Wecker hören, streichen Sie dreimal sanft mit den Händen über Ihr Gesicht und die Haare. Öffnen Sie die Augen, räkeln Sie sich. Atmen Sie entspannt weiter, lassen Sie die Schmetterlinge im Bauch einfach weiterfliegen, auch wenn Sie sich dem Alltag zuwenden.

➥ Wenn Sie diese Übung ein paarmal gemacht haben, können Sie in jeder Situation mit drei tiefen Atemzügen Ihre Schmetterlinge im Bauch aktivieren, jederzeit in Ihre eigene Mitte finden.

➥ Variante: Wenn Sie gelernt haben, länger zu meditieren, dann können Sie das auch auf dem Trampolin. Begeben Sie sich ruhig 30 Minuten lang sanft wippend auf die Reise zu sich selbst.

DAS FITNESS-VERWÖHN-PROGRAMM FÜR ZWEI

Der Kollege ist völlig erschöpft. Die Oma hat Rückenschmerzen. Der Partner könnte eine Verwöhneinheit gebrauchen … Legen Sie sie einfach auf das Trampolin, während Sie sich selbst fit machen. Die Idee hatte Ingrid Luginbühl-Jurczyk. Sie ist Bewegungspädagogin und leitet seit zwei Jahrzehnten das Chi-Zentrum in der Schweiz (Adresse Seite 142). Sie entwickelte die dynamische Rebound-

Bewegungsmassage. Das Schöne daran: Einer trainiert, der andere profitiert – durch hundertprozentige Entspannung. Das Trampolin ist der Masseur. Ingrid Luginbühl-Jurczyk: »Rhythmische Schaukelbewegungen und Schwingungen bewegen das Becken und die Wirbelsäule dynamisch. Dadurch lösen sich tief sitzende Verspannungen, Verkrampfungen und energetische Blockaden: im Nacken, in der Schulter, im Rücken, im Lendenwirbelbereich und in der Leistengegend.«

Und so geht's:

➥ Der Partner legt sich auf das Trampolin, mit einem flachen Kissen unter dem Kopf. Die Beine liegen leicht erhöht auf einem Stuhl oder stehen angewinkelt auf dem Boden, die Arme liegen mit nach oben geöffneten Händen auf dem Rand des Trampolins. Die Augen sind geschlossen.

➥ Sie stellen sich mit gegrätschten Beinen über den Partner, die Füße auf der Matte neben seinen Hüften.

➥ Verlagern Sie dabei Ihr Gewicht auf den rechten Fuß, dann auf die Fußspitzen, dann auf den linken Fuß und dann auf die Fersen. Rechts, vorn, links, hinten. Machen Sie eine kreisende Bewegung.

➥ Dann wippen Sie sanft.

↪ Der Liegende breitet die Arme weiter aus. Sie rücken ein bisschen nach oben Richtung Achsel und massieren mittels der kreisenden Bewegung, die das Trampolin in Wellen versetzt, auch den oberen Teil seines Rückens.

↪ Fragen Sie zwischendurch immer wieder den Partner, ob es ihm guttut.

↪ Stellen Sie sich wieder auf Hüfthöhe und schwingen Sie leicht auf und ab. Die Füße bleiben auf der Matte. Die sanften Wellenbewegungen breiten sich so im ganzen Körper des Liegenden aus.

↪ Rücken Sie wieder vor Richtung Achselhöhlen des Liegenden und schwingen Sie.

↪ Nun geben Sie mit den Füßen schnelle, gleichmäßige Druckimpulse in die Matte. Die Vibration dringt tief in die Muskulatur. Der Liegende kann dazu summen.

↪ Sie walken jetzt und rollen über den Vorfuß ab. Die rhythmischen Schlangenbewegungen pflanzen sich in der Wirbelsäule und im Becken fort. Die Muskulatur wird locker, Verspannungen lösen sich.

↪ Wenn Sie die Matte verlassen, lässt Ihr Partner die Massage noch kurz nachwirken. Dann streckt er die Arme hinter dem Kopf aus, hebt das Becken hoch, dreimal. Schließlich zieht er mit den Händen die Knie an den Bauch, rollt sanft nach rechts und links – und verlässt seitlich die Matte.

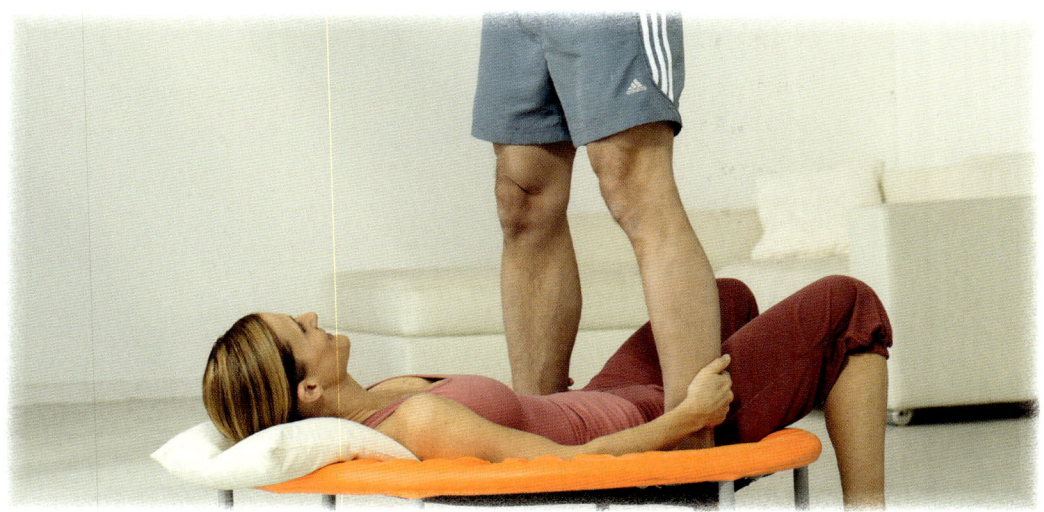

Zufriedenheit im Doppelpack: Die Liegende tankt Entspannung und eine Massage, der Stehende macht sich fit.

DAS KINDER-PROGRAMM

Was Ihnen guttut, tut auch Ihrem Kind gut. Teilen Sie Ihr Trampolin. Überredungskraft brauchen Sie keine – das Trampolin zieht Kinder magisch an. Wenn Sie die Übungen dann noch vormachen und zeigen, wie viel Spaß das bereitet, bringen Sie das größte Bewegungsmuffelchen zum Hüpfen und Schwingen.

Vom Tollpatsch zum Artisten

Regelmäßige Übungen auf dem Trampolin fördern die motorische Entwicklung des Kindes. Koordinative Fähigkeiten gehen am Computer und Fernseher nämlich verloren. Die Folgen: Der Bewegungsdrang lässt nach, die Bewegungen werden unausgeglichen, tollpatschig, die ersten Speckröllchen wachsen. Das verhindert das Trampolin. Schon nach wenigen Tagen Hüpfen erkennt man die deutlich verbesserte Körperbeherrschung.

Tipps für Mamis und Papis

➥ Sie können Ihr Kind unterstützen und ihm Spaß an Bewegung vermitteln – aber nur ohne Druck und Folter-Programme. Deswegen hier nur ein paar Bewegungsvorschläge, die Freude machen.

➥ Kinder spielen auf der Matte gerne kleine Artisten. Bleiben Sie am besten in der Nähe – und haben Sie ein Auge auf die Aktivitäten. Es versteht sich von selbst, dass das Trampolin nicht neben scharfen Tischkanten steht.

➥ Lesen Sie sich die Übungsbeschreibung durch, probieren Sie es ruhig selbst aus und führen Sie es Ihrem Kind vor. Wer weiß, vielleicht machen Ihnen die Übungen ja auch Spaß!

➥ Die Übungen sind so ausgewählt, dass sie sowohl den Kreislauf belasten als auch die koordinativen Fähigkeiten schulen.

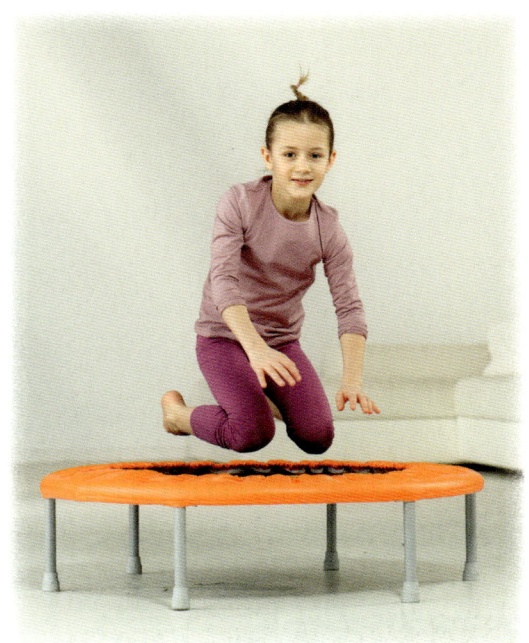

Momentaufnahme des Glücks: Pauline auf dem Trampolin.

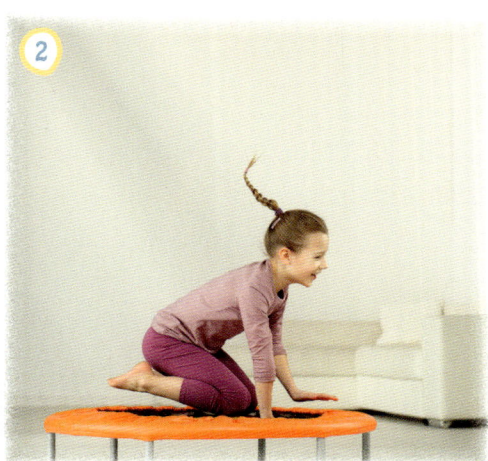

Die Schaukel

➡ Setz dich an den Rand des Trampolins und roll dich nach hinten ab. Zieh dabei die Beine an deinen Oberkörper und mach dich ganz klein. Roll über die ganze Wirbelsäule ab. 1

➡ Dann roll mit Schwung zurück, bring die Füße wieder auf den Boden – und wenn du genug Schwung hast, dann kannst du kurz aufstehen und dich wieder hinsetzen.

➡ Und gleich geht's wieder von vorn los. Wenn du keine Lust hast aufzustehen, dann schaukel einfach vor und zurück.

Der hüpfende Vierbeiner

➡ Stell dich auf Händen und Knien aufs Sprungtuch und schwing dich ein. Damit du mit Händen und Knien gleichzeitig

hoch- und runterschwingen kannst, musst du deinen Rücken und Bauch anspannen.

➡ Wenn das Wippen schon gut geht, dann fang an zu hüpfen. 2

➡ Jetzt kannst du dich mal rechtsrum im Kreis und – ehe dir schwindelig wird – wieder linksrum drehen.

Der Pohüpfer

➡ Versuch doch mal, nur auf dem Po sitzend zu hopsen – am Anfang lässt du die Beine auf dem Boden. 3

➡ Variante: Dann probierst du mal den schwierigen Pohüpfer. Dafür ziehst du die Beine im Sitzen an den Oberkörper ran. Das ist zwar etwas anstrengend im Bauch, aber echt fetzig.

➡ Du kannst mit deiner Freundin oder deinem Freund einen kleinen Wettbe-

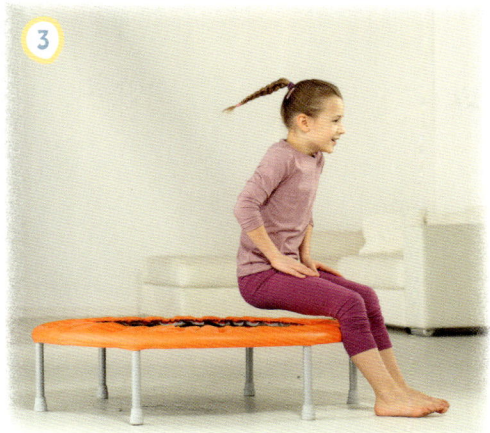

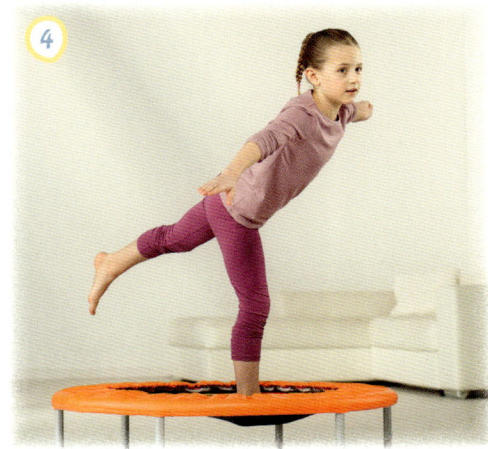

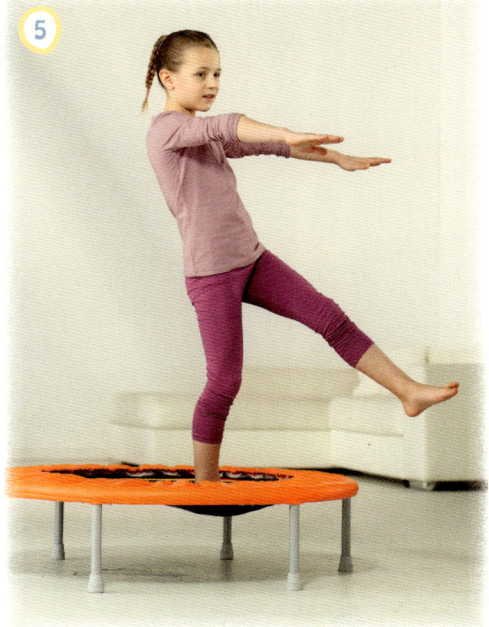

werb daraus machen: Wer kann öfter »pohüpfen«, ohne mit den Beinen das Trampolin zu berühren?

Der Flieger

➡ Stell dich auf das Sprungtuch und nimm einen Fuß hoch. Nun breite deine Arme aus und streck das Bein nach hinten weg. Das ist ganz schön kippelig.

➡ Versuche, das Gleichgewicht so lange wie möglich zu halten. 4

Das Pendel

➡ Stell dich auf das Sprungtuch und schwing beim Hochhüpfen mit einem Zwischenhüpfer auf einem Bein abwechselnd das rechte und das linke Bein nach vorn – sodass du zweimal auf dem rechten und auf dem linken Bein schwingst.

➡ Nimm deine Arme locker mit. Schwing sie mit nach vorn, wenn ein Bein nach vorn schwingt. 5

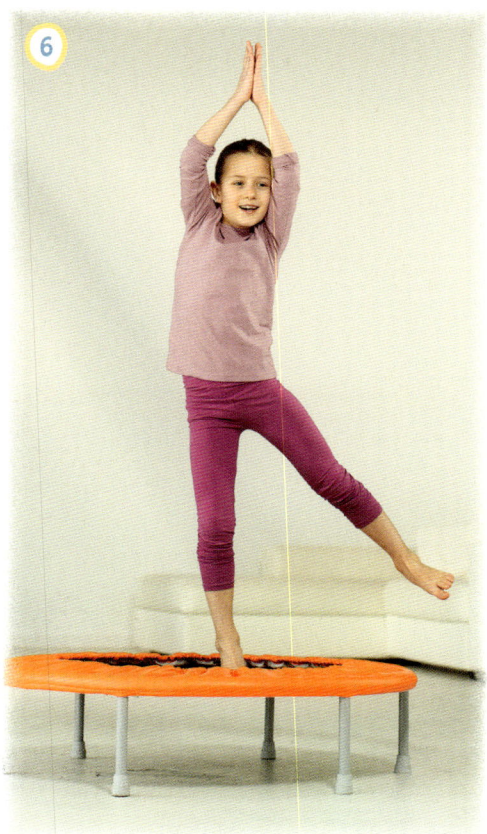

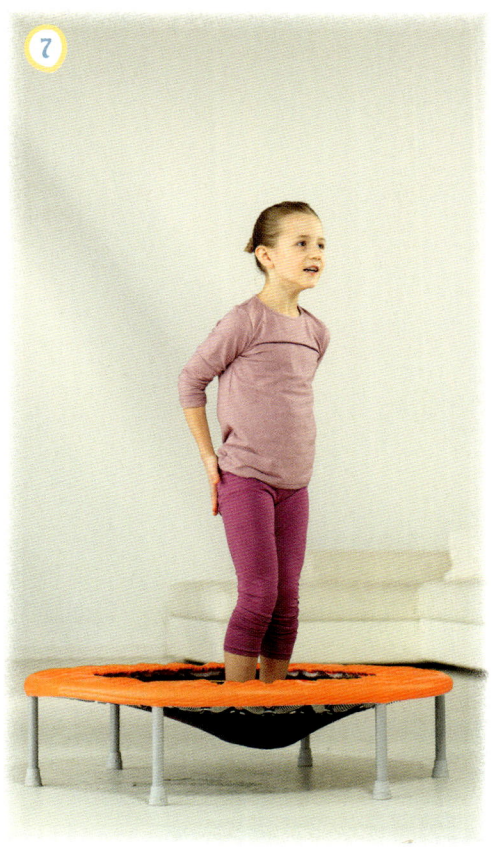

Der halbe Hampelmann

➡ Beim Hüpfen hebst du abwechselnd das linke und das rechte Bein seitlich hoch.

Also: linkes Bein zur Seite schwingen, Füße zusammen, rechtes Bein zur Seite schwingen, Füße zusammen …

➡ Dann nimm deine Arme mit. Wenn du ein Bein seitlich hochschwingst, dann klatsch die Hände über dem Kopf zusammen. 6 Und wenn du die Beine wieder auf dem Sprungtuch zusammenhast, dann klatsch mit deinen Händen auf deinen Po. 7

➡ Du kannst dir auch noch andere Figuren ausdenken.

➡ Variante: Spreiz die Beine nicht zur Seite weg, sondern schwing das rechte und das linke Bein abwechselnd nach vorn.

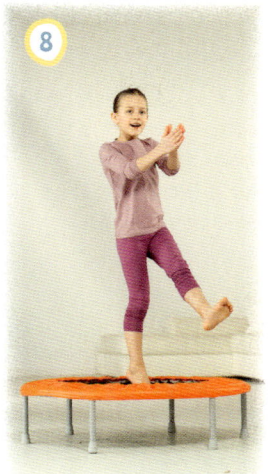 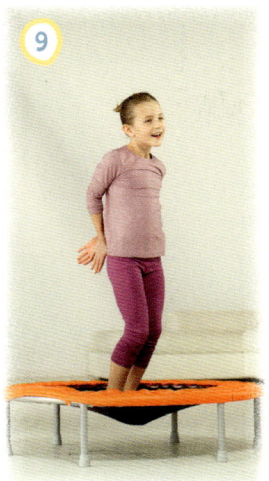 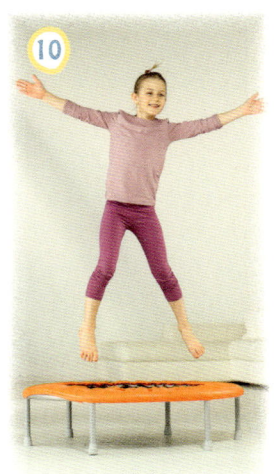 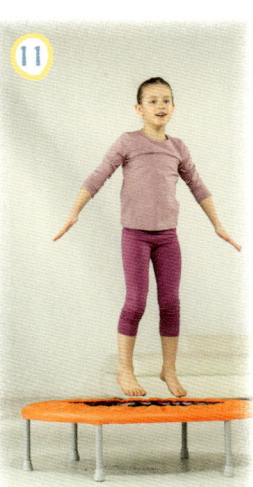

Also links vor, zusammen, rechts vor, zusammen …

➥ Klatsch vor der Brust in die Hände, wenn ein Bein nach vorn schwingt. 8 Wenn die Beine zusammen sind, klatsch die Hände hinter dem Rücken zusammen. 9

Der ganze Hampelmann

➥ Hüpf abwechselnd in die Grätsche und in die geschlossene Beinstellung.

➥ Wenn du in der Grätsche bist, dann klatsch über dem Kopf in die Hände. 10 Wenn du die Beine geschlossen hast, nimm die Arme wieder nach unten. 11 Na? Macht Spaß – oder?

Wichtig

GEMEINSAM ÜBEN – UND NIE DEN SPASS VERLIEREN

Ist Ihrem Kind eine Übung zu schwierig? Viele Kinder haben heutzutage Probleme mit der Koordination. Es liegt an der Maus und an der Fernbedienung. Auf dem Trampolin legt sich das aber mit der Zeit. Machen Sie die Übung auf dem Boden vor, sodass Ihnen das Kind dabei zuschauen kann. Und wenn's dann immer noch nicht klappt, macht das Kind die Übung einfach so weiter, wie es kann. Oder es wechselt zu einer anderen Übung, die ihm leichter fällt. Entscheidend ist: Niemals den Spaß verlieren!

DEHNEN DE LUXE

Stellen Sie sich vor: Ihr Körper ist eine große Firma mit 640 Angestellten, die mit enormem Einsatz für Sie arbeiten. Ihren Muskeln verdanken Sie, dass Sie sich bewegen können. Seien Sie ein guter Chef. Stellen Sie nicht immer nur Forderungen, sondern seien Sie hin und wieder auch mal großzügig. Dehnen ist für Ihre Muskeln wie ein Wellness-Wochenende: Sie bleiben geschmeidig und erholen sich schneller nach der Anspannung. Sie werden das spüren. Denn: Freut sich der Muskel, freut sich der Mensch.

DEHNEN LOHNT SICH, ES ...

➡ macht die Muskeln länger
➡ verbessert die Muskelelastizität
➡ löst Verspannungen
➡ verbessert die Haltung
➡ verringert die Gelenk- und Wirbelsäulenbelastung
➡ verbessert die muskuläre Belastbarkeit
➡ senkt das muskuläre Verletzungsrisiko
➡ verbessert die Muskeldurchblutung
➡ macht Bewegungsabläufe harmonischer und effektiver

DIE WICHTIGSTEN REGELN

➡ Dehnen Sie Ihre Muskeln nie, solange sie kalt sind. Kalt sind sie übrigens auch, wenn Sie frisch aus dem warmen Bett kommen. Die Muskeln müssen schon aktiv arbeiten, um richtig warm zu werden.

➡ Dehnen Sie immer nach dem Work-out. Sind Ihre Muskeln stark verkürzt, sollten Sie zusätzlich vor dem Training dehnen – natürlich nur mit aufgewärmten Muskeln.

➡ Stehen Sie immer stabil, während Sie sich dehnen.

➡ Gönnen Sie sich Ruhe und atmen Sie tief. Sie müssen möglichst viel Sauerstoff in die gedehnte Körperpartie leiten. Nur so lassen Ihre Muskeln locker und können optimal gedehnt werden.

➡ Bewegen Sie sich langsam in die Dehnposition hinein und ebenso langsam hinaus.

➡ Halten Sie die Dehnposition 8 bis 10 Sekunden – wer's kann, bis zu 20 Sekunden – möglichst ohne die Position zu verändern. Atmen Sie auf alle Fälle ruhig weiter.

➡ Der Muskel soll und darf beim Dehnen ziehen. Aber er darf nicht schmerzen. Nehmen Sie den Schmerz als Signal ernst, er bewahrt den Muskel vor dem Zerreißen.

➡ Machen Sie jede Dehnübung mindestens einmal, um Ihre Beweglichkeit zu erhalten. Am besten absolvieren Sie jede Übung zwei- bis dreimal, um Ihre Beweglichkeit zu verbessern.

DEN RÜCKEN DEHNEN

Der Katzenbuckel

➡ Knien Sie sich auf alle viere und machen Sie einen Katzenbuckel. Spannen Sie Ihren Bauch an und strecken Sie die Arme aus den Schultern heraus. Senken Sie den Kopf nach unten – wenn Sie Ihre Beine sehen, machen Sie's richtig. 1

➡ Jetzt gehen Sie locker ins Hohlkreuz. Sie dehnen mit dieser Übung Ihren unteren Rückenbereich. 2

Der große Rückenmuskel

➡ Knien Sie sich auf das linke Bein und strecken Sie Ihr rechtes Bein seitlich aus. Stützen Sie sich mit dem linken Arm auf dem Trampolinrand ab.

➡ Strecken Sie den rechten Arm hoch, legen Sie ihn seitlich an den Kopf und ziehen Sie ihn nach links. 3

➡ Dann wechseln Sie die Position und machen die Übung mit dem linken Arm.

Sie dehnen Ihren großen Rückenmuskel und werden das auch im Schulterbereich spüren.

Der obere Rücken

➡ Setzen Sie sich auf das Trampolin und winkeln Sie die Beine leicht an. Umgreifen Sie Ihre Fußaußenseiten und machen Sie sich rund, indem Sie den Kopf nach vorne zwischen die Knie führen. 4

Wenn Sie ein leichtes Ziehen im Rücken verspüren, haben Sie die Übung korrekt ausgeführt.

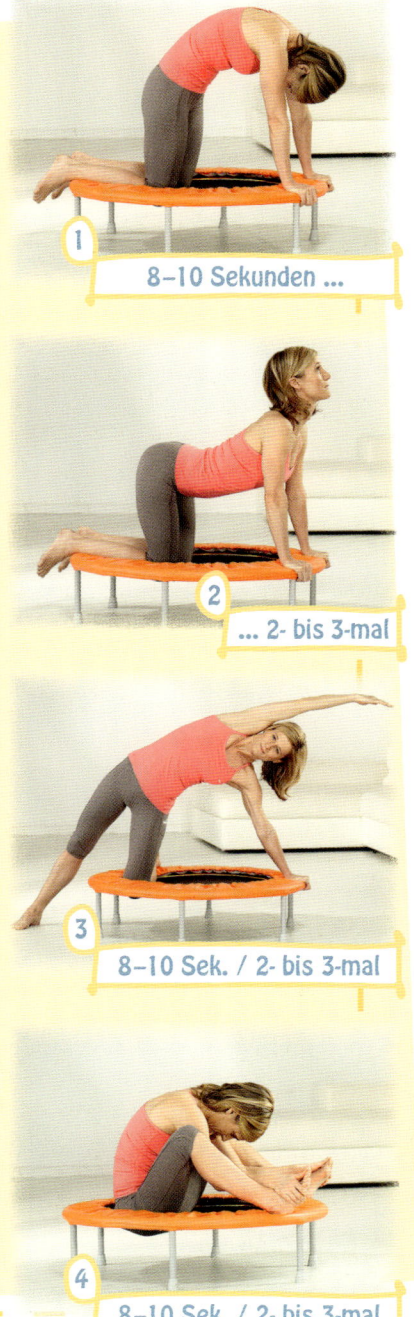

1 — 8–10 Sekunden ...

2 — ... 2- bis 3-mal

3 — 8–10 Sek. / 2- bis 3-mal

4 — 8–10 Sek. / 2- bis 3-mal

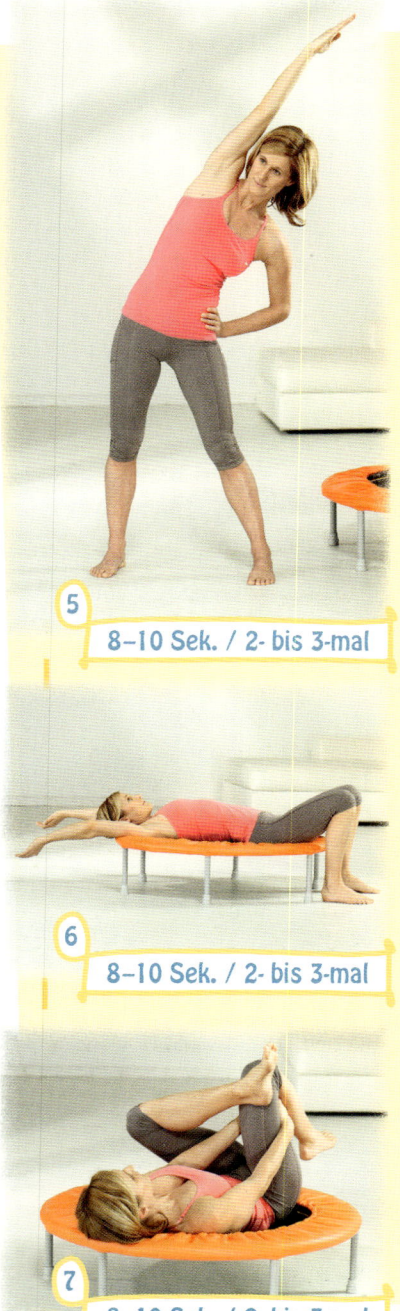

5
8–10 Sek. / 2- bis 3-mal

6
8–10 Sek. / 2- bis 3-mal

7
8–10 Sek. / 2- bis 3-mal

DEN BAUCH DEHNEN

Die Seite

➥ In der Grätschstellung nehmen Sie den rechten Arm nach oben und machen sich richtig lang.

➥ Legen Sie den Arm seitlich an den Kopf und ziehen Sie ihn nach links, sodass Sie eine wohlige Dehnung in der ganzen Seite spüren. **5**

➥ Dann machen Sie die Übung mit dem linken Arm.

Das Hohlkreuz

➥ Legen Sie sich aufs Trampolin, die Füße stehen davor auf dem Boden. Strecken Sie Ihre Arme über Kopf aus. Machen Sie sich ganz lang.

➥ Jetzt machen Sie ein Hohlkreuz. Aber heben Sie die Lendenwirbelsäule nur so weit, wie Sie keine Schmerzen spüren. **6**

➥ Atmen Sie tief in Ihren Bauch ein, um die Dehnung zu verstärken.

BEINE UND PO DEHNEN

Der Po

➥ Legen Sie sich rücklings auf das Trampolin und winkeln Sie beide Beine an. Der untere Rücken liegt fest auf der Matte.

➥ Legen Sie Ihren linken Unterschenkel auf den rechten Oberschenkel. Umgreifen Sie mit beiden Händen den rechten Oberschenkel und ziehen Sie ihn in Richtung Ihrer Brust. **7**

➥ Kopf und Schultern bleiben liegen, sodass die Nackenpartie nicht verkrampft. Ziehen Sie das Kinn leicht an, damit die Halswirbelsäule gestreckt wird. Sie sollten ein Ziehen in der linken Pobacke spüren.

➥ Dann machen Sie die Übung mit dem linken Oberschenkel.

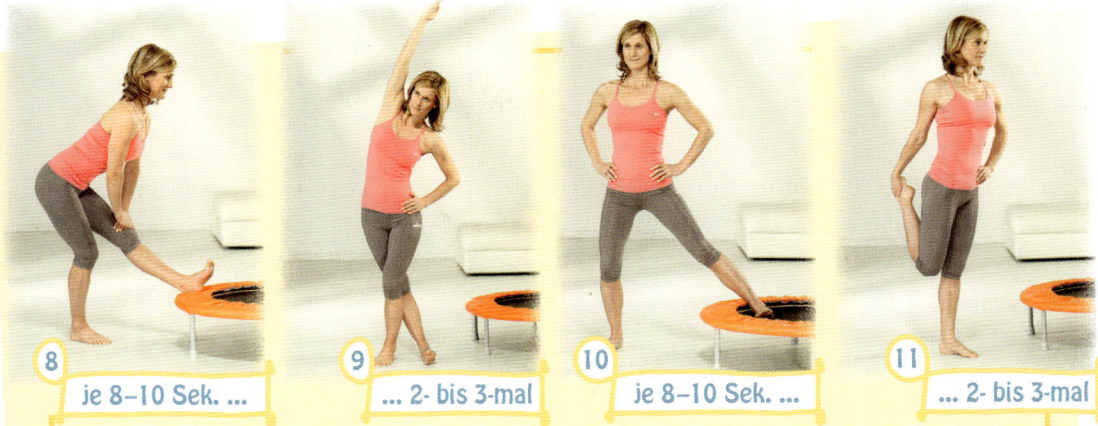

8   je 8–10 Sek. ...

9   ... 2- bis 3-mal

10   je 8–10 Sek. ...

11   ... 2- bis 3-mal

Die Oberschenkelrückseite

➥ Stellen Sie sich vor das Trampolin, den linken Fuß auf den Rand gelegt, das rechte Bein leicht gebeugt.

➥ Neigen Sie sich mit geradem Rücken nach vorn. Das linke Bein bleibt gestreckt. **8**

➥ Dann machen Sie die Übung mit dem rechten Bein. Die Dehnung spüren Sie in der Rückseite des gedehnten Beins.

Die Beinaußenseite

➥ Stellen Sie sich hin und setzen Sie den rechten Fuß über Kreuz nach hinten.

➥ Strecken Sie den rechten Arm nach oben und beugen Sie ihn samt dem Körper nach links. Während Sie sich bogenförmig biegen, beugen Sie leicht Ihr linkes Bein. **9**

➥ Dann machen Sie die Übung mit dem linken Arm. Sie dehnen neben der Oberschenkelaußenseite Ihre ganze Körperseite.

Die Beininnenseite

➥ Stellen Sie sich mit Ihrer linken Seite neben das Trampolin. Legen Sie das linke Bein mit der Fußinnenkante auf die Sprungmatte. Lassen Sie das Bein gestreckt.

➥ Beugen Sie Ihr Standbein leicht und halten Sie die Position. **10**

➥ Dann wechseln Sie die Seite. Sie sollten in der Oberschenkelinnenseite ein Ziehen vom Schambein bis zum Knie hin spüren.

Die Beinvorderseite

➥ Heben Sie im Stehen den rechten Fuß nach hinten, nehmen Sie mit der rechten Hand das Fußgelenk und drücken Sie es zum Po. Spannen Sie dabei den Bauch an, die Knie bleiben fest zusammen. **11**

➥ Stützen Sie sich ruhig mit der linken Hand ab, um im Gleichgewicht zu bleiben.

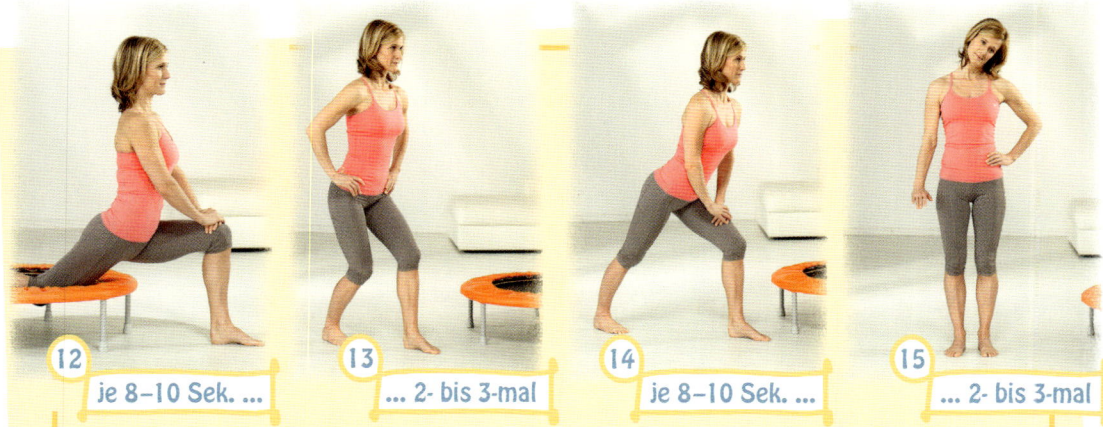

12   je 8–10 Sek. ...   13   ... 2- bis 3-mal   14   je 8–10 Sek. ...   15   ... 2- bis 3-mal

Die Hüftbeuger

➡ Knien Sie sich mit dem rechten Bein auf das Trampolin und stellen Sie das linke Bein gebeugt davor. Stemmen Sie die Arme in die Hüften oder stützen Sie sich auf dem linken Oberschenkel ab.

➡ Jetzt schieben Sie die Hüfte nach vorn, sodass das rechte Bein weiter gestreckt wird. Richten Sie sich auf, ziehen Sie das Kinn zur Brust und halten Sie im Bauch die Spannung, damit kein Hohlkreuz entsteht. 12

➡ Dann wechseln Sie die Seite.

Die Waden

Kurze Wadenmuskulatur:

➡ Stellen Sie die Füße parallel in Schrittstellung. Beugen Sie das hintere Kniegelenk und schieben Sie das Knie nach vorn unten. Die Ferse bleibt dabei am Boden stehen. 13

➡ Dann machen Sie die Übung mit dem anderen Bein.

Lange Wadenmuskulatur:

➡ Stellen Sie die Füße parallel und in Schrittstellung. Beugen Sie Ihr vorderes Bein und strecken Sie das hintere Bein durch.

➡ Drücken Sie die Ferse des hinteren, gestreckten Beins gegen den Boden und schieben Sie die Hüfte nach vorn. 14

➡ Dann mit dem anderen Bein.

DEN OBERKÖRPER DEHNEN

Der Nacken

➡ Stellen Sie sich mit leicht gebeugten Beinen hin und stemmen Sie den linken Arm in die Hüfte.

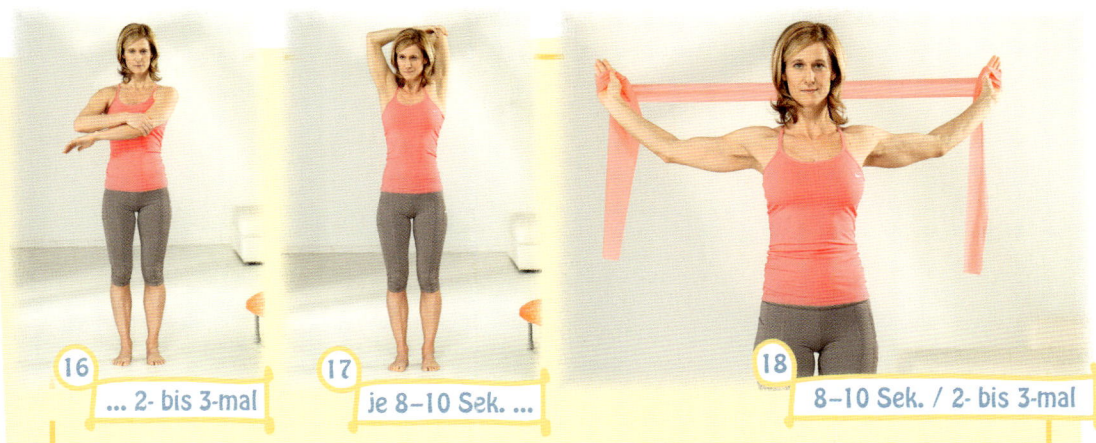

16 ... 2- bis 3-mal

17 je 8–10 Sek. ...

18 8–10 Sek. / 2- bis 3-mal

➥ Neigen Sie den Kopf nach links, bis Sie eine leichte Dehnung im seitlichen Nacken verspüren. Dann ziehen Sie Ihren rechten gestreckten Arm nach unten, um die Dehnung noch zu verstärken. 15
➥ Dann machen Sie die Übung mit dem anderen Arm.

Der Schultergürtel
➥ Sie stehen aufrecht, greifen mit Ihrer rechten Hand um den linken Ellenbogen und drücken ihn an den Brustkorb.
➥ Drücken Sie beide Schultern kräftig nach hinten unten und schieben Sie den Hinterkopf nach hinten oben. 16 Die Dehnung sollten Sie im linken Schulterbereich spüren.
➥ Dann wechseln Sie die Seite.

Der Oberarm
➥ Heben Sie den linken Arm angewinkelt über den Kopf, greifen Sie mit der rechten Hand den linken Ellenbogen und ziehen Sie ihn an den Hinterkopf heran. 17 Der linke Unterarm bleibt dabei ganz locker, und Ihr Körper neigt sich nicht zur Seite.
➥ Dann machen Sie die Übung mit dem rechten Arm.

Die Brust
➥ Nehmen Sie das Flexband etwas mehr als schulterbreit in die Hände.
➥ Strecken Sie die Arme über den Kopf und ziehen Sie sie dann mit nahezu gestreckten Armen hinter den Kopf. Die Schultern bleiben hinten unten. Versuchen Sie, sich zu entspannen und die Arme vom Band nach hinten dehnen zu lassen. 18
➥ Hören Sie auf, sobald Sie die Arme auf Schulterhöhe abgesenkt haben.
Sie sollten die Dehnung im Brustbereich spüren.

REGISTER

BÜCHER UND DVDS, DIE WEITERHELFEN

Fitness & Trampolin

➥ Bartosch, Holle: myBook – *Was mich bewegt.* Südwest Verlag

➥ Christlieb, Dorothée/Meyer, Marcel/ Keuning, Nicola: *Trampolin – Schwerelosigkeit leicht gemacht.* Meyer & Meyer Verlag

➥ Froböse, Prof. Dr. Ingo: *Das neue Rückentraining.* Gräfe und Unzer Verlag

➥ Grillparzer, Marion: *Ich hab Rücken: endlich beschwerdefrei, modernste Therapien, alternative Methoden.* Südwest Verlag

➥ Hollmann, Wildor/Hettinger, Theodor: *Sportmedizin.* Schattauer Verlag

➥ Tschirner, Thorsten: *Fit mit dem Thera-Band.* Gräfe und Unzer Verlag

Angucken, Mitmachen, Fettverbrennen

➥ Grillparzer, Marion: *Fatburner-Workout auf dem Mini-Trampolin.* Das Intensivprogramm für eine schöne Figur, mehr Gesundheit und gute Laune. DVD

Gesund leben & essen

➥ Grillparzer, Marion: *Die Glyx-Diät, Simple Detox, Simple Glyx, Simple Glyx - das Kochbuch.* Gräfe und Unzer Verlag; *myBook – 3Echte Kilo weg.* Südwest Verlag

ADRESSEN, DIE WEITERHELFEN

Wer richtig in die Luft gehen und vom Mini- aufs Wettkampf-Trampolin umsteigen will, wendet sich an den nächsten regionalen Sportverein.

Infos und Tipps im Internet:

Marion Grillparzers Gesundheits-Blog: www.xunt.de

Gemeinsam Fitness & Gesundheit tanken: www.die-glyx-diaet.de

Täglich Neues erfährt man auf der Facebook-Seite von Marion Grillparzer

BEZUGSQUELLE FÜR TRAMPOLIN, HANTELN, FLEXBÄNDER

Nix schleppen, nur bestellen und aufstellen … Fidolino berät am Telefon und bringt´s zu Ihnen nach Hause.

Fatburner-Trampolin

Die deutsche Firma Heymans (30 Jahre Erfahrung in der Trampolin-Herstellung) entwickelte für die Autorin das »Fatburner-Trampolin«. Es passt mit seinen 1,02 Meter

Durchmesser auf abschraubbaren 20-cm-Beinen in jedes Wohnzimmer. Der fröhliche orangefarbene Randbezug erinnert an das tägliche Workout. Die schwarze Sprungmatte mit höchster Elastizität und Lebensdauer garantiert den optimalen Trainingseffekt. Die weiche Spezialfederung ist so ausgelegt, dass man auch mit 150 Kilo hüpfen kann. Das Fatburner-Trimilin ist TÜV- und GS-geprüft und hat zwei Jahre Garantie.

➨ Neu: Das Fatburner-Trampolin gibt es für 4 Gewichtsklassen von 40 bis 180 Kilo.

➨ Auch im Angebot: Trimilin-Swing, mit Gummikabel-Aufhängung (auch variabel für unterschiedliche Spannkraft). Besonders geeignet für Menschen mit Rückenproblemen. Superweich und elastisch.

Ideale Partner

➨ XCO-Schwungmasse-Hanteln: Das Fatburner-Geheimnis steckt im Inneren – die Hanteln sind mit einem speziellen Granulat gefüllt. Diese Schwungmasse erhöht den Trainingseffekt um 33 Prozent. Bringt Dynamik in die Bewegung.

➨ Schrittzähler Walking-Style III: Ein präzises High-Tech-Gerät. Misst Schritte, Kalorien und motiviert – auch auf dem Trampolin.

➨ Flexbänder: Damit Sie sofort mit dem Workout loslegen können, gibt es zum Fatburner-Trampolin zwei Flexbänder: 2,20 m lang, pink (mittel) und violett (stark).

Preise

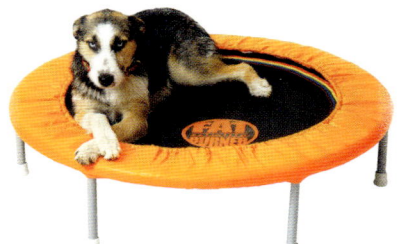

➨ Fatburner-Trampolin: ab 199 Euro

➨ Trimlin med: ab 179 Euro

➨ Fidis (Unterlegscheiben): 14,80 Euro

➨ XCO-Schwungmasse-Hanteln: 99 Euro

Auch im Sortiment: Pulsuhr, Körperfettwaage, Mixer, Haltegriff für Senioren, Sonderausstattung mit Klappbeinen, Galileo, GLYX-Rad, Flexibar, das für die Autorin entwickelte Eiweißpulver aus Erbsenprotein (noCarb, glutenfrei und vegan).

Bestellung und/oder Informationen unter www.fidolino.com

Telefon: 00 49/(0) 89/40 26 81 35 (werktags 9-13 Uhr); Fax: 00 49/(0) 89/40 26 81 34

E-Mail: info@fidolino.com / Lieferung auch in die Schweiz.

IMPRESSUM

2. Auflage 2015
© 2013 by Südwest Verlag, einem Unternehmen der Verlagsgruppe Random House GmbH, 81637 München.

Hinweis

Die Ratschläge/Informationen in diesem Buch sind von Autorin und Verlag sorgfältig erwogen und geprüft, dennoch kann eine Garantie nicht übernommen werden. Eine Haftung der Autorin bzw. des Verlags und seiner Beauftragten für Personen-, Sach- und Vermögensschäden ist ausgeschlossen.

Bildredaktion und Leitung der Fotoproduktion
Annette Mayer

Bildnachweis
Fotografie: Marcel Weber; *Fotoassistenz:* Petra Höglmeier; *Styling:* Susa Lichtenstein; *Haare/Make-up:* Nilguen Konya; *Model:* Holle Bartosch
mit Ausnahme von:
Christoph, Jutta: 26; Corbis: 18 (Underwood & Underwood; Filmstill aus Die größte Schau der Welt); Fotolia: 34 (Picture-Factory), 58 (panthesja); Getty Images: 54 (Stockbyte/RF); iStockphoto: 8 (David Sorensen), 13 (Tyson Wirtzfeld), 28 (Zoia Kostina), 33 (Achim Prill), 56 (Adam Kulesza), 61 (MikLav); Klein, Barbara: 76; Sandel, Monika: 44

Projektleitung
Sarah Gast

Schlussredaktion
Claudia Fritzsche, München

Layout und Satz
LAYER-CAKE, Jürgen Kiermeier, München

Umschlaggestaltung
*zeichenpool, München, unter Verwendung eines Fotos von Marcel Weber und Illustrationen von shutterstock/Vector pro

Lithografie
JournalMedia GmbH, München

Druck und Verarbeitung
Alcione, Trento
Printed in Italy

ISBN: 978-3-517-08930-0

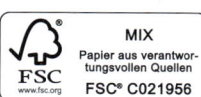

Verlagsgruppe Random House FSC® N001967
Das für dieses Buch verwendete FSC®-zertifizierte Papier
Profimatt liefert Sappi, Ehingen.

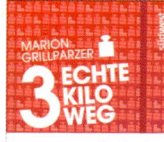
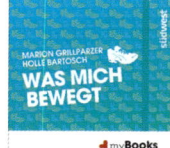
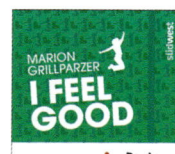
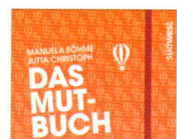
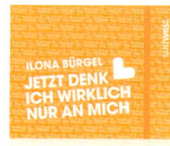